I. **VORWORT** (Seite 2)
II. **KERNAUSSAGEN - Stichpunkte** (Seite 4)
III. **URSACHEN & BEWÄLTIGUNG - auf einen Blick** (Seite 6)
IV. **QUARTETT-THESEN:** (i) **ENTSTEHUNG** der Attacke, (ii) **Profil** der **BETROFFENEN**, (iii) **BEWÄLTIGUNG**smodell, (iv) **ABLAUF** (Seite 10)
V. (KONTRA-) **PRODUKTIVE MAßNAHMEN** (Seite 23)
VI. **ERKLÄRUNG** einzelner **BEGRIFFE** (Seite 35)
VII. **ÜBER AUTORIN** (Seite 38)
VIII. **ABKÜRZUNGEN** (Seite 39)

I. VORWORT

Ich danke Ihnen für Ihre Zeit, meine Ess-Attacke-Quartett-Thesen zu lesen, und bitte Sie, sie bis zum Ende zu lesen, sowie den Wert auf den Inhalt (nicht auf die Form) zu legen, da dieses konzeptuelle Werk unter besonderen Umständen (Ehetrennung) und Zeitdruck erscheinen musste. In der Zukunft wird es in einem ausführlichen Buch umgesetzt.

Hierfür wird gestützt auf die <u>eigene</u> Erfahrung mit Bulimie und Binge-Eating,
die Ergebnisse der Forschungen i.R. der Dissertationen und in jüngster Zeit veröffentlichten Studien zum Thema, aber auch auf die Resultate der persönlich geführten Interviews.
Die im Folgenden präsentierten Merkmale beziehen sich auf das psychologische und emotionale Profil der Betroffenen, wie sie <u>aus eigener</u> Beobachtungsperspektive / Interpretation übermittelt wurden.
Die Begriffe "***ERHOLUNG-PROKRASTINIERER***" und "***VERSCHLAFENER VAGUS***" sind eine Wortschöpfung von mir.

Bojana:

Die Ess-Attacke ist ein Ausdruck des **Unausgesprochen**en & des zu lang **Aufgeschoben**en.

Der **ZUSTAND** der Attacke scheint mir aber nicht nur
(i) ein **SEELE**NZUSTAND zu sein (**EMOTIONALE**R HYPER**REAKTIVITÄTSZUSTAND**),
sondern auch
(ii) ein (unmittelbarer **ermüdung**sbedingter) **ZEREBRALE**R HYPO**GLYKÄMISCHER-**,
(iii) ein (stressinduzierter) **SYMPATHISCHE**R- & folglich
(iv) ein (erregungsbedingter) **MOTORISCHE**R HYPER**AKTIVITÄTS**ZUSTAND v.a. im **KIEFER**BEREICH zu sein
(=> daher der Begriff „**Quartett-**Zustand").

Die Ess-Attacke ist eine Äußerung der **unausgesprochen**en bitteren Gedanken & Gefühle.
Der Verzicht auf ersehnten, süßen „**Seele**nbalsam" (in Form von Comfort Food) macht:
(i) das **Gehirn** sauer (, da Glukose- & sauerstoffarm),
(ii) die Gedanken & somit die Gefühle (**Seele**) noch bitterer,
(iii) den **Vagus** noch schwächer und
(iv) den **Kiefer** schreiend
(=> daher der Buch-Titel „Attacke-**Quartett**").

Das intrinsische **Bedürfnis** nach:

(i) **Energie** (Glukose)**-Zufuhr** (auf allereinfachste und -schnellste Weise),
(ii) Betätigung des **Kauapparat**s (als stressdämpfender Mechanismus / Orale Regression),
(iii) **Belohnung** durch Geschmackskombination "süß-fettig" und
(iv) **Signale zur E-Beschaffung**
(nicht aversive Ablenkung als Abwehrmechanismus)

sollte während der Ess-Attacke* nicht bekämpft werden.

Es ist eines der tief verwurzelten, ureigenen menschlichen Verlangen,
besonders der betroffenen Personen / emotionaler Esser.

{ * bis die Person andere Emotionsregulationsstrategien nicht gelernt, und
adäquate Essgewohnheiten erworben hatte }.

II. KERNAUSSAGEN - STICHPUNKTE
für Ess-**Attacke-Quartett-Theorie** & **Bewältigung**skonzept
Schnell-**A**ttacke-**B**locken-**S**trategie
durch
Sanfte **A**blenkung & **B**eruhigung (des Sympathikus) *durch* (emotionale & physiologische)
Sättigung

Ess-Attacke-**Quartett-These** besagt:

Der **Verlust** der **Impulskontrolle** entsteht *aufgrund* einer belastungs- & ermüdungsbedingten[6] **unmittelbaren / akut:**
- mangelnden - zerebralen - **Glukose**-Verfügbarkeit
- unzureichenden vagotonen Spannungslage
  und der daraus resultierenden / erregungsbedingten
- übermäßig erhöhten muskulären Spannungslage v.a. im Kieferbereich

Der stressinduzierte stark ansteigende **Tonus** der **Kau**muskulatur, bzw. der muskuläre **Aktivitätsdrang** v.a. des **Kauapparat**s (-> **Kaudrang**) kann nicht mehr toleriert / gehemmt werden, denn:
- die exzessive motorische Aktivität der Kiefermuskulatur ist bekannterweise ein (angeborener / erlernter) Mechanismus der stressdämpfend wirkt (wie z.b. Zähneknirschen) { „Enge Verknüpfung der **Kau**muskulatur mit dem limbischen System ist für den stark ansteigenden Tonus der Kaumuskulatur in Stress- oder Gefahrensituationen verantwortlich" (Ref) }.

=> die unterdrückten **Emotion**en und **Bedürfnisse** - erregungsbedingte psycho-**motorische Unruhe**, erhöhte msk Spannungslage - **äußern sich** bei Betroffenen **v.a. im Kiefer**bereich.

Die **Betroffenen** neigen meist zu einer:
—— motorischen und **emotional**en, v.a. **verbal**en, **mimisch**en (aber auch **gestisch**en) Hyper**suppression**[5]
(übermäßig lang andauernde **Unterdrückung** sprachlicher und Gesichtsausdrücke von Emotionen - **Emotionale Zurückhaltung** -> *"POKER-FACE"*), sowie
—— Hyper**suppression** p**s**ycho-p**h**ysiologischer **Erholung**- und somit (physiologischer) **Nahrung**s**bedürfnisse**
(**Erholung-Aufschub** und (somit **un**willentlich) ge**züge**ltes Essverhalten - > *"ERHOLUNG-PROKRASTINIERER & (somit UNWILLENTLICH) GEZÜGELTER (emotionaler) ESSER"*).

Die Gründe für eine **inadäquat**e (fehlende oder unzureichende) p.-p. **Erholung** sind höchstwahrscheinlich eine:
- mangelnde **Entspannungsfähigkeit** (eingeschränkte **Kenntnisse** bzgl effektiver **Entspannungs**s**trategien**) u/o
- fehlende **Erholungsbereitschaft** (überzogene individuelle **Leistungsansprüche**) u/o
- ggf. inadäquate Sensibilität für Erholungsbedürfnisse
(mangelnde Wahrnehmung eigenes Körpers) u/o
- **inadäquate Sensibilität für** physiologische **Nahrung**s**bedürfnisse**.

Mglw. besteht (bei einem nicht unerheblichen Teil der Betroffenen):
- eine **inadäquate vagale Übermittlung**[1] zu Beginn der Entspannung-, Verdauung- und Sättigung-Prozesse u/o
- ein **inadäquater zerebral**er (Glukose-) **Energie-Stoffwechsel**[2],
und vermutlich *dadurch* eine
inadäquate Sensibilität für Erholungs- u/o physiolog. Nahrungs**bedürfnisse**.

Ess-Attacke-**Quartett-Theorie** weißt auf die:

(i) **Bedeutung** des **motorischen** Einflusses der **Kiefer**muskulatur für das Auslösen einer Ess-Attacke, und die **Wirksamkeit** einer **muskulären Energie-Entladung** der **Kiefer**muskulatur (Betätigung des **Kauapparats**) zum Blocken der Attacke
(ii) **Bedeutung** des zerebralen **Energiestoffwechsels** für das Auslösen einer Ess-Attacke und die **Wirksamkeit** einer zerebralen **Energie-Erhöhung** (**Glukose-Zufuhr**) zum Blocken der Attacke
(iii) **Bedeutung** des **Belohnungs**systems zum Blocken der Attacke
(Signale zur **Energie**-Beschaffung / nicht-aversive essensassoziierte **Ablenkungs**stimuli)
(iv) **Bedeutung** des **parasympathischen** Nervensystems zum Blocken der Attacke hin

=> also auf die **Bedeutung** einer gleichzeitigen **Aktivierung** des:
- **Kau**systems
- **Belohnungs**systems
- **Sättigungs**systems / **Verdauungs**systems,
wodurch die Aktivitätssteigerung des **PSNS**s erfolgen, und eine Ess-Attacke schnell und effektiv geblockt werden kann.

=> Attacke-**Quartett-These** liefert damit einen **ersten Hinweis** auf den **Einfluss** der Steigerung des (i) **Hirnenergie**gehalts UND der Aktivität des (ii) **Kauapparats** auf aktuelle **kognitive** & **motorische** Inhibitionsfähigkeit, sowie der gleichzeitigen Aktivitätssteigerung des (iii) **Belohnung**- und (somit) des (iv) **PSNS**s (durch Geschmackskombination „süß-fettig") auf Attacke-relevante **psychische** Spannungszustände und auf die Leistungsfähigkeit,

!**S**chnell (in wenigen Min) **A**ttacke zu **B**locken (mit 3 **S**chritten:
1) **S**imultan (**s**chnell aber **s**anft) **A**blenken,
2) **B**eruhigen Sympathikus (& Amygdala) und
3) **S**ättigen (Gehirn & Seele)
mit *"Zucker-Butter Brötchen aber ohne Peitsche"* (**meng**enmäßig **begrenzt**e, **kaubar**e **Nahrungsmittel mit** GK „süß-fettig" und einem **hedonischen**, **E-suggerieren**den Charakter).

Bojana:
*Je **unkomplizierte**r die Methode zur Veränderung der gespeicherten essensbezogenen Verhaltensrituale, bzw. zur Änderung im **impulsiv**en und **exzessiv**en Essverhalten, desto größer die Chance, dass sie in den Alltag integriert wird;*
v.v.
*Je **komplizierte**r, „**bittere**r & **stressig**er (sauermachender)" die Methode empfindet wird (durch aversive Ablenkungsreize und Nahrungsverzicht), desto mehr und dringender benötigt die (**Seele** der) Person die **Trost**stoffe („was Süßes"), und*
*(das **Gehirn**) die **Treib**stoffe (v.a. **Glukose** für kognitive Neubewertung), um die **Bitterkeit** des Herzens, sowie die **Sauerkeit** des Tages (& des Magens) vertreiben (dämpfen) zu können.*
*Je mehr **das innere Kind** sauer wird (als **Frustration**sreaktion **auf Restriktion**), desto unwahrscheinlicher*
(a) die Bereitschaft die Methode zu verfolgen, sowie
(b) eine Änderung der etablierten Essgewohnheiten.

III. URSACHEN & BEWÄLTIGUNG auf einen Blick

Ess-Attacke-**Quartett-Theorie** definiert:

I. ATTACKE als
Verlust der **Impuls**kontrolle hins. **KAU**-, **SCHLUCK**- & **EssDRANG**s *aufgrund* einer stressinduzierten und **ermüdung**sbedingten[6], unmittelbaren / akut:
➡ UNZUREICHENDEN **VAGOTONEN SPANNUNG**SLAGE
➡ MANGELNDEN - zerebralen - **GLUKOSE**-VERFÜGBARKEIT
  (=> *daher* erregungsbedingte PSYCHO-**MOTORISCHE UNRUHE**)
➡ ÜBERMÄßIG **ERHÖHTEN MUSKULÄREN SPANNUNG**SLAGE v.a.
  / u.a. IM **KIEFER**BEREICH
  (=> *daher* EXZESSIVE **MOTORISCH**E Aktivitäten v.a. / u.a. der am **KAU**-/Schluck-Prozess beteiligten **Muskulatur**)
  => *daher* **KAU**-, SCHLUCK- & **EssDRANG** => EXZESSIVES Ess-Verhalten

---

II. ATTACKE als
Folge von einem chronischen / akut stark ausgeprägten **MISSVERHÄLTNIS** hins.:

✦ **SNS & PSNS** - stressinduzierten **SYMPATHISCHEN HYPERAKTIVITÄT** & ermüdungsbedingten[6] **VAGALEN HYPOAKTIVITÄT** (**SV-Dysbalance**)
✦ **E-VERBRAUCH**S & **E-ANGEBOT**S des Gehirns **&** der Skelett-, Gesichts- & besonders Kiefer-**Muskeln** - also v.a. des **KAUAPPARAT**s
  (zrb **E-DB** in bestimmten Gehirnregionen / Arealen[3] **&** msk **E-DB** v.a. im **Kiefer**bereich)
✦ **UNTERDRÜCKUNG** & **BEFRIEDIGUNG** p.-p. **BEDÜRFNISSE**N - EMOTIONALEN (v.a. verbalen) **SUPPRESSION** & **REGULATION** (**emot.-mentale-DB**)

(=> *daher*
(**III. ATTACKE** als)
impulsartiges **VERLANGEN** nach einer:

➡ **DRINGENDE**N zrb **E-ERHÖHUNG**
➡ **PLÖTZLICHEN** msk **E-ENTLADUNG** v.a. / u.a. im **KIEFER**BEREICH
➡ **SOFORTIGE**N (**hedonischen**) Aktivierung der **BELOHNUNG**sstrukturen

(I +II => *daher* **Einfluss** / Wichtigkeit / Wirksamkeit der (i) (**motorisch**en Aktivität /) **Betätigung** des **KAUAPPARAT**s, sowie der (ii) **Glukose-Zufuhr** & der (iii) **angenehm**en (nicht-aversiven essensbezogenen) Stimuli AUF aktuelle KOGNIT. & MOTOR. Inhibitionsfähigkeit <> AUF **AFFEKTIVE** FLEXIBILITÄT bei Ess-Attacke)

BEWÄLTIGUNGskonzept lautet:
Schnell-**A**ttacke-**B**locken-**S**trategie
durch (siehe **TABELLE**)

Simultane **A**blenkung („*ohne Peitsche*"), **B**eruhigung (des überaktiven SNSs) & **S**ättigung (des Gehirns & der Seele mit *"Zucker-Butter Brötchen"*) (mit den schnell ins Blut übergehenden KH und ungesättigten Fetten -> GK „süß-fettig" mit einem **hohen Sättigung**spotenzial und **hedon**ischen, **E-suggerieren**den Charakter)	**S**chnelle (angenehm (nicht aversiv) empfundene & nicht mit Verzicht verbundene) **A**blenkung (zum **S**timulieren des PS) & **B**eruhigung des SNS durch **S**tillen des (emot. / subj. empf. u/o antizipierten) Hungers (emotionale & physiologische Sättigung) mit *"Zucker-Butter Brötchen"*
Sanfte (aber schnelle) **A**ufmunterung („*ohne Peitsche*") und **B**efriedigung (für Seele & Gehirn durch „emotionale & physiologische) **S**ättigung mit *"Zucker-Butter Brötchen"*	**S**chnell **A**blenken das Gehirn („*ohne Peitsche*"), **B**etätigen den Kiefer, **B**eseitigen die Hungerangst, **B**efriedigen die Seele & **B**eruhigen den Geist mit *"Zucker-Butter Brötchen"*, um Vagotonus zu **S**tärken / und somit PSNS-**S**timulieren

welche eine **unkomplizierte** Adaptation an gespeicherte Verhaltensrituale erfordert, **UM** einem unmittelbaren / akut „**QUARTETT-ZUSTAND**":

- ERMÜDUNG-bedingten[6] **ZEREBRALEN HYPOGLYKÄMISCHEN- & VAGALEN HYPOTONUSZUSTAND**

- stressinduzierten **EMOT. ÜBERERREGUNG-** & (erregungsbedingten) **MSK HYPERTONUSZUSTAND** v.a. der Muskeln des **KAUAPPARAT**S

  binnen kürzester Zeit **ENTGEGENZUWIRKEN**

[-> also **UM** einer übermäßig lang andauernden

(I) **SYMPATHISCHEN DOMINANZ**,
(II) **ZEREBRALEN ENERGIE-HYPERKONSUMTION** (in bestimmten Arealen[3]) & einem
(III) **MOTORISCHEN AKTIVITÄTSDRANG** v.a. im **KIEFER**bereich

ENTGEGENZUWIRKEN, und (somit) eine angstinduzierte

(IV) **EMOTIONALE HYPERREAKTIVITÄT** auf (antizipiertes u/o subj. (**bedrohlich**) empf.)

HUNGERGEFÜHL schnellstmöglich ZU **BEENDEN**].

Hinter ~~jedem~~ unerwünschten, **Attacke-typischen Ess-Verhalten** steckt
- **Quartett-Theorie** nach - eine (chronische bzw.) unmittelbare / akute:

- **SYMPATHISCHE HYPERAKTIVITÄT**

    aufgrund einer **EMOT. HYPERREAKTIVITÄT** auf einen Stressor und einer
    inadäquaten **EMOTIONSREGULATION** (Hang zur **Selbst-Kontrolle**)
    bei einer übermäßig **lang** andauernden **EMOT. & MOTOR.**
    HYPERSUPPRESSION[5] (besonders) der:
    -> **Gefühl-**, v.a. **REDE-AUSDRUCK**-bezogenen **Bedürfnisse**
    (*„Poker-Face"*) **UND**
    -> **ERHOLUNG**- (und somit **Belohnung-** sowie **ERNÄHRUNG-**) bezogenen **Bedürfnisse**
    (*„Erholung-Prokrastinierer"* & *(un)willentlich) gezügelter (emotionaler) Esser"*)

    [-> v.a. **VERBALE, MIMISCHE** aber auch **GESTISCHE UNTERDRÜCKUNG** UND
    p.-p. **ERHOLUNG-AUFSCHUB** führen zu einer: **(emotional-mental**en) **ERMÜDUNG &**
    ermüdungsbedingten **VAGALEN HYPOAKTIVITÄT**]

- **MOTORISCHE HYPERAKTIVITÄT (AKTIVITÄTSDRANG)** der v.a. am
  KAU-/Schluck-Prozess beteiligten **Muskulatur**

    aufgrund ihrer permanent, bzw. akut stark erhöhten **VERSPANNUNG**
    (wie z.B. bei Zähneknirschen oder „Klos im Hals")
    bei einer MOTOR. & EMOT., v.a. **VERBALE**N & **MIMISCHE**N **HS** und einer
    SYMPATHISCHEN **HYPERAKTIVITÄT**, bzw.
    bei **inadäqua**ten **msk** & allg. **ENTSPANNUNG**-PROZESSEN, und somit einer
    ermüdungsbedingten **VAGALEN HYPOTONIE**

    [-> v.a. **VERBALE** sowie **MIMISCHE UNTERDRÜCKUNG** (Poker-Face) UND
    ENTSPANNUNG-AUFSCHUB führen zu einer (dauerhaft erhöhten msk **Kiefer**verspannung,
    bzw. zu einer) akuten **msk HYPERTONIE** im **Kiefer**bereich,
    wodurch **msk Tätigkeitsdrang des Kauapparat**s (Kaudrang) entsteht]

- **ZEREBRALE HYPERAKTIVITÄT** <> **ZRB E-HYPERKONSUMTION** (besonders in
  MOTORISCH assoziierten - für die **SPRACH**PRODUKTION verantwortlichen - **Arealen**

    [-> prolongierte **UNTERDRÜCKUNG** v.a. der **SPRACHLICHE**N und **GESICHT**SAUSDRÜCKE
    von **EMOTION**EN, UND
    AUFSCHUB der (msk & allg.) **ENTSPANNUNG**S- & (somit) physiolog.
    NAHRUNGSBEDÜRFNISSE führen zu einer prolongierten **ZRB E-HYPERKONSUMTION**
    in bestimmten Gehirnregionen / Arealen[3];
    Diese führt zu einer:
    1) (Hirn-) **Glucose**spiegel-**Abnahme** (Appetitzunahme),
    2) noch schnelleren / stärkeren **Vagotonus-Abnahme**, und infolgedessen
    3) noch stärkeren (erregungsbedingten) **MuskelTonus-Zunahme** v.a. / u.a. im **Kiefer**bereich),
    wodurch **Kau**drang & (antizipierte u/o subj. empf.) **Hunger**gefühle entstehen]

- **EMOT. HYPERREAKTIVITÄT** auf v.a. / u.a. **Hunger**gefühl als ein STRESSOR *aufgrund* der angeborenen **ANGST** u/o **erlernt**en **FURCHT** vor (antizipierten u/o subj. (sehr) **störend** erlebten) **Hunger**gefühl ((un)abhängig vom **E-Bedarf**).

[== >> dauerhafte / akut, übermässig erhöhte, stressinduzierte, subj. äußerst aversive
➡ **SYMPATHISCHE** HYPER**AKTIVITÄT**
(bei einer **ermüdung**sbedingten, übermässig erniedrigten **VAGALEN** HYPO**TONIE**)
UND (somit) unmittelbare / akut stark ausgeprägte
➡ **ZEREBRALE** HYPO**GLYKÄMIE**
(bei einer übermässig erhöhten, !**prolongiert**en **ZRB E-**HYPER**KONSUMTION**, besonders in **MOTORISCH** assoziierten - für die **SPRACH**PRODUKTION verantwortlichen - Arealen)
UND infolgedessen
➡ **MOTOR.** AKTIVITÄT**SDRANG** <> psycho-motorische **UNRUHE**
(bei einer übermässig erhöhten (erregungsbedingten) msk HYPER**TONIE** im **Kiefer**bereich)

- Zustände, welche als **bedrohlich** empfunden und **nicht mehr toleriert / kompensiert** werden können - **FÜHREN** zu einem Attacke-typischen Kontrollverlust].

bzw. Hinter einem **impulsiv**en & **exzessiv**en **Ess-Verhalten** steckt ein:

- **unterdrückt**es / **unerfüllt**es Gefühlsausdruck- (v.a. **REDE-Ausdruck-**), Belohnung- & **(p-p) ERHOLUNG**-bezogenes **BEDÜRFNIS**
-> und somit **aufgeschoben**es **msk** & **allg**. **Entspannungs**- & physiolog. **NAHRUNGSBEDÜRFNIS**

- **BEDÜRFNIS** nach Erhaltung / Wiedererlangung eines **optimal**en **Erregungs-** und (zerebralen & muskulären) **ENERGIE-NIVEAU**s
(Bedürfnis nach msk & allg. **Relaxation** (Spannungsreduktion)) *durch*:

➡ **dringend**e zerebrale **E-ERHÖHUNG** (während der Nahrungszufuhr (v.a. von kurzkettigen, schnell wirksamen **KH**))
➡ **plötzlich**e muskuläre **E-ENTLADUNG** (msk Spannungsreduktion) v.a. im **Kiefer**bereich (während der Betätigung des **Kauapparat**s)
➡ **sofort**ige Aktivierung der **BELOHNUNG**sstrukturen (Suppression der Amygdala-Aktivität) (während der (hedonisch-sensorischen Effekte der) **Fett**aufnahme),

wodurch die Aktivitätssteigerung des **PSNS**s
(-> msk & somit allg. Spannungsreduktion) erfolgt.

Nahrungskarenz, aversive Ablenkungsreize und „bewegungslose (meditative) Stille" sind *daher* (während der Attacke) eher kontraproduktiv und
gezielte Vagus-Stimulation <> Abschwächung sympathischer Dominanz (*durch*) **Betätigung des Kauapparat**s und **E-Zufuhr** (v.a. mit schnell ins Blut übergehenden KH und ungesättigten Fetten) erscheinen sinnvoll / nötig zu sein.

IV. QUARTETT-THESEN: (I) ENTSTEHUNG der Attacke, (II) Profil der BETROFFENEN, (III) BEWÄLTIGUNGsmodell, (IV) ABLAUF

Quartett-Theorie besagt:

I) ATTACKE -typisches **impulsiv**es (ESS-) **VERHALTEN**
ist die **Folge** eines **Versagen**s der **Inhibition**s**kontrolle** hins.
KAU-, SCHLUCK-, ESSDRANGS (impulsive Comfort Food-Aufnahme)
AUFGRUND eines:

belastungsbedingten, (subj.) **BEDROHLICH** empfundenen

- (psychischen) **ERREGUNG-** UND (**ZRB** & **MSK**) **ENERGIE-NIVEAU**S

    INFOLGE von einer:

    stressinduzierten und **ERMÜDUNG**-bedingten[6], **unmittelbaren / akut**

- **UNZUREICHENDEN VAGOTONEN SPANNUNG**SLAGE &
- **MANGELNDE**N - **ZRB** - **GLUKOSE**-VERFÜGBARKEIT (in bestimmten Gehirnregionen / Arealen[3]) & (infolgedessen)
- ÜBERMÄßIG **ERHÖHTE**N **MSK** SPANNUNGSLAGE u.a. / **v.a. im KIEFER**BEREICH

[M.a.W.: Verlust der Impuls**kontrolle** entsteht *aufgrund* (i) einer unmittelbaren / akut **ERMÜDUNG**-bedingten vagalen Hypoaktivität, (ii) einer (belastungsbedingten) **zrb** Hypoglykämie (**prolongiert**en zrb Hyperaktivität) & (iii) einer (erregungsbedingten) **motor.** Hyperaktivität u.a. / v.a. der am **Kau-/Schluck-Prozess** beteiligten **Muskulatur** (**Aktivitätsdrang** des **Kauapparat**s);
(iv) Eine stressinduzierte emot. Hyperreaktivität (u.a. / v.a. auf **Hunger**), **sympathische Dominanz** & **prolongiert**e zrb E-Hyperkonsumtion führen zu **ERMÜDUNG**[6] des **ZNS**s]

bzw.
Attacke (-typische) **ZUSTÄNDE** (emotional-mentaler **ERMÜDUNGSZUSTAND**) entstehen bei / *aufgrund* der unmittelbar / akut stark ausgeprägten, **gleichzeitig** auftretenden, nicht mehr kompensierbaren **DYSBALANCEN:**

- **SYMPATHOVAGALE**N **DYSBALANCE**
- zerebralen (in bestimmten Gehirnregionen / Arealen[3]) & muskulären (v.a. im Kieferbereich) **ENERGETISCHEN DYSBALANCE**
- **EMOTIONAL-MENTALEN DYSBALANCE**

primär durch das gleichzeitige **ABSENKEN** des **VAGOTONUS &** des (Blut-) **HIRNGLUKOSE**SPIEGELS unter einen SOLLWERT und *sekundär* durch das **ÜBERSCHREITEN** des KiefermuskelTONUS-SOLLWERTES

- bei einer unmittelbaren / akuten, stressinduzierten, **ERMÜDUNG**-bedingten[6]

[**SYMPATHISCH**EN- & **ZRB** ÜBERAKTIVITÄT (besonders) in **MOTORISCH** assoziierten - für die **SPRACH**PRODUKTION verantwortlichen - **Areal**en und (demzufolge)]

ELEKTRISCHEN **ÜBER**ERREGUNG der (**Kiefer**muskel- und) **Gehirnzellen**
(welche nicht mehr supprimiert werden kann)

II), _da_ **BETROFFENEN** meist (einige der) folgenden **MERKMALE** aufweisen:

- **EMOT. HYPERREAKTIVITÄT** (lang andauerndes bzw. akut höheres **Arousal**) auf einen (meist **psycho**logischen) Stressor, besonders / u.a. auf **Hunger** als Stressor _aufgrund_ einer: angeborenen **Angst** u/o erlernten **Furcht** vor (antizipierten u/o subj. empf., sehr störend erlebten) **Hunger**gefühl ((un)abhängig vom **E**-Bedarf)
  -> _daher_ (**vorausplanende**) **E-Zufuhr**[4]
  (=> emot.-mentale **DB**)

- **SYMPATH. HYPERAKTIVITÄT** (andauernde bzw. akute **VAGALE HYPOTONIE**) besonders unter verlängerter psychischer / **kognitiv**er Belastung: in subj. empf. **Stress**- oder Gefahrensituationen u/o in ihrer **Erwartung**, u.a. **Kommunikation**sprozessen
  (=> chronische **SV-DB**)

- **ZRB HYPERAKTIVITÄT** (andauernde bzw. akute **ZRB E-HYPERKONSUMTION**), besonders in **MOTORISCH** assoziierten - für die **Sprach**produktion verantwortlichen - **Arealen** -> _daher_ **Essdrang**
  (=> chron. **zrb E-DB** in bestimmten Gehirnregionen[3])

- **MOTOR. HYPERAKTIVITÄT** (andauernder bzw. akuter **Aktivitäts**drang) besonders der am **Kau-**/Schluck-Prozess beteiligten **Msk**
  aufgrund einer chron. / akuten **MSK HYPERTONIE** im **KIEFER**bereich (bspw Zähneknirschen (Bruxismus), Nägel-Kauen (Onychophagie), „Klos im Hals")
  -> _daher_ Schluck- & **Kaudrang** (, da erregungsbedingte exzessive motorische Aktivität der Msk des **Kauapparats** als ein (angeborener / erlernter, effektiver) stressdämpfender Mechanismus betrachtet wird
  (=> chron. **msk E-DB** im **KIEFER**bereich)

aufgrund **inadäquat**er **Emotion**sregulation (_SELBST-BEHERRSCHER_) ——->>>

das **psycholog**ische und **emot**ionale **PROFIL** der Betroffenen:

- **MOTOR. & EMOT.**, v.a. **VERBALE** & **MIMISCHE**, aber auch **GESTISCHE HYPERSUPPRESSION** (**EMOT.** ZURÜCKHALTUNG)
  { aus **ANGST**, körpersprachlich und emot. die **Kontrolle** zu verlieren, bzw. mit dem **Ziel**, die Entfaltung negativer Gefühlen (besonders im Gesicht & durch sprachlichen Ausdruck) nicht zu zeigen }

- **HYPERSUPPRESSION** psychophysiolog. **ERHOLUNG-** & somit physiolog. **NAHRUNGSBEDÜRFNISSEN** (**ERHOLUNG-AUFSCHUB** & somit (**UN**WILLENTLICH) GEZÜGELTES (EMOT.) ESSVERHALTEN)
  { meist aus **ANGST**, das Anzeichen von Schwäche (u.a. **Unproduktivität**, Unentschlossenheit, Unbeständigkeit, Ungeduld, Unsicherheit) zu zeigen, bzw. besonders aus **ANGST** vor **negativen Konsequenzen** („**Versagen**" (u.a. **Zuzunehmen**)), und mit dem **Ziel**, die mit Stärke assoziierte Ausdauer & (innerliche) Anerkennung zu erhöhen (u.a. das **Gewicht** aufrechtzuerhalten) }

- [HYPER**SUPPRESSION**(5) wird hier betrachtet als ein **HANG ZUR SELBST-KONTROLLE**, welcher zu einer übermäßig lang andauernden
  — **UNTERDRÜCKUNG** von: meist (**laut**starken **non-**) **verbal**en **Gefühl**sausdruck-, Belohnung- & p.-p. **ERHOLUNG**-bezogenen **BEDÜRFNISSEN**, und (folglich) zu einem
  — **AUFSCHUB** der: (adäquaten Emotionsregulation) msk & allg. **ENTSPANNUNGS- &** physiolog. **NAHRUNGSBEDÜRFNISSE** führt.

  m.a.W.: **SELBST-BEHERRSCHUNG** wird hier betrachtet als ein:
  — **AUFSCHIEBEVERHALTEN** einer Erholung-bezogenen Tätigkeit - **Erholung-Aufschub** („nötige" **Pause** für eine msk & allg. **Spannungsreduktion**, und für eine adäquate / ausgewogene **E-ZUFUHR** wird zeitlich **verschoben** -> somit (**UN**WILLENTLICH) GEZÜGELTES ESS**VERHALTEN**), sowie ein
  — reduziertes (**kommunikativ**es) AUSDRUCKS**VERHALTEN** - Emot. Zurückhaltung (negative Emotionen werden wenig oder nicht geäußert / reguliert; es wird eher stets kontrolliert und spärlich geantwortet)]

- ggf. suboptimale **SENSIBILITÄT** für **psycholog**ische **ERHOLUNG**S**BEDÜRFTIGKEIT** <> suboptimale psychophysiologische **ENTSPANNUNG-Prozesse** *aufgrund* einer:
  - mangelnden **ENTSPANNUNGSFÄHIGKEIT**
  (eingeschränkte **Kenntnisse** bzgl effektiver **Entspannungsstrategie**n (und somit **inadäquat**e msk & allg. Relaxation)) **u/o**
  - fehlenden **ERHOLUNGSBEREITSCHAFT**
  (überzogene individuelle **Leistungsansprüche**n) *(ERHOLUNG-AUFSCHUB)*

- mglw. (bei einem (nicht unerheblichen) Teil der **Betroffenen**) ein/e:
  - inadäquate **VAGALE ÜBERMITTLUNG**(1) zu Beginn der Entspannung-, Verdauung-, und Sättigung-Prozesse **u/o**
  - inadäquater zerebraler (Glukose-) **ENERGIE-STOFFWECHSEL**(2)

  und vermutlich *dadurch* besteht eine:

  - inadäquate **SENSIBILITÄT** für psychophysiolog. **Erholung**s**bedürfnisse**
  (mangelnde Wahrnehmung eigenes Körpers) **u/o**
  - inadäquate **SENSIBILITÄT** für physiologische **Nahrung**s**bedürfnisse**
  u/o / *somit* ein
  - chronisch (**un**willentlich) ge**zügel**tes (und folglich **exzessiv**es) Essverhalten
  („*EXZESSIVER & (UNWILLENTLICH) GEZÜGELTER (emotionaler) ESSER"*)

III) und kann - erst / schnellst - ge**blockt** werden *durch:* s.o. **TABELLE**

Simultane (**s**chnelle, aber **s**anfte, angenehm (nicht aversiv) empfundene, und nicht mit Verzicht verbundene)
Ablenkung („*ohne Peitsche*"),
Beruhigung (des überaktiven Sympathikus *durch* emotionale & physiologische)
Sättigung (des Gehirns & der Seele mit *"Zucker-Butter Brötchen"*)

IV) ABLAUF vom **Attacke**-typischen Ess-**Verhalten:**

Aus **ANGST**, körpersprachlich und emotional die Kontrolle zu verlieren, das Anzeichen von Schwäche (u.a. Unsicherheit, Unproduktivität) zu zeigen, suchen die Betroffenen am Essen (i) „**HALT** und (ii) **KRAFT**, sowie **am KAUEN** (iii) **VENTIL**"

, um sich **sensorisch** vom emotionalen Zustand **ab**zu**lenken** und **befreien** (Spannungsreduktion *durch* **msk** E-**Entladung** im **Kiefer**bereich) **und** (psychische und mentale) **Kräfte** zu **sammeln** (Wiedererlangung einer optimalen **kognitiv**en Leistung *durch* **zrb** E-**Erhöhung**), *nachdem* sie ihre **Gefühlsausdruck-** (v.a. **REDE**-**Ausdruck**-) & **ERHOLUNG**- (und somit Belohnung- sowie **ERNÄHRUNG**-) bezogenen **BEDÜRFNISSE** zu lang **aufschoben** / **unterdrückten**.

Ablaufschema von **ERMÜDUNG**SVORGÄNGEN

0) Meist unter **verlängert**er psychischer / **kognitiv**er Belastung (in oder nach subj. empf. **Stress**- oder Gefahrensituationen u/o in ihrer **Erwartung**, u.a. **Kommunikation**sprozessen:

I) MOTOR. & EMOT., v.a. **VERBALE** HYPER**SUPPRESSION**[5] (**SELBST-BEHERRSCHUNG** -> **prolongiert**e **kogniti**ve Überwachung) —>
II) emotional-mentale **ERMÜDUNG** —>
III) HYPER**SUPPRESSION**[5] psychophysiolog. **ERHOLUNG**S**BEDÜRFNISSE** (und somit **AUFGESCHOBENE** (adäquate / ausgewogene) **E-ZUFUHR**) —>
IV) unmittelbare **ERMÜDUNG**[6] des **ZNS**s (d.h. **ermüdung**sbedingte, unmittelbare / akut:
➡ unzureichende **vago**tone Spannungslage
➡ belastungsbedingte, mangelnde - zerebrale - **Glukose**-Verfügbarkeit und (demzufolge)
➡ stressinduzierte übermäßig erhöhte **msk** Spannungslage (stark ansteigender **Tonus** der Muskeln v.a. / u.a.) im **Kiefer**bereich, und demzufolge msk **Aktivitäts**drang (-> erregungsbedingte exzessive **motorische** Aktivitäten der Muskeln) des **Kauapparat**s (als ein (angeborener / erlernter, effektiver) stressdämpfender Mechanismus) —>
V) AUSFALL der **Inhibitionskontrolle** => **Attacke**-typisches Ess-**Verhalten**

Mglw. besteht (bei einem nicht unerheblichen Teil der Betroffenen) ein/e **inadäquat**e/r: **vagale Übermittlung**[1] zu Beginn der Entspannung-, Verdauung- und Sättigung-Prozesse u/o **zrb** (Glukose-) **E-Stoffwechsel**[2], und vermutlich *dadurch* eine **inadäquate Sensibilität** für **Erholungs**- u/o physiolog. **Nahrungsbedürfnisse**, *sodass*:

die „**WARNSIGNALE**" (unter **verlängert**er Belastung):
I) **Ermüdungs**- u/o **Hunger**signale *einerseits* „**zu spät**" („nicht früh- / rechtzeitig") **wahrgenommen, falsch gedeutet** (wie z.B. Ermüdung u/o **Angst** vs. **Hunger**), u/o („zu lang") **ignoriert** werden (wie z.B. **Glukosemangel** / (rasante) **Glucose**spiegel-**Abnahme**), und
II) **Sättigung**ssignale *andererseits* **verzögert** („nicht rechtzeitig") erfolgen (z.B. aus Magen zum Gehirn), bzw.
III) **zrb** (nicht geringer) **Glukose**-Anstieg und (somit) **Sättigung**sempfinden erst nach einer starken Anhebung des Blutzuckers ausgelöst werden, & (*daher*)
IV) **Beendigung** der Nahrungsaufnahme erst *durch* übergroße Nahrungsmengen erfolgt.

Laut Quartett-**These** wird also **Attacke**-typisches impulsives & exzessives Ess-**Verhalten** als ein:

- **ENERGIE**AUSGLEICHENDER & **ERREGUNGS**DÄMPFENDER **Mechanismus** *(siehe S. 10)*

  bzw. (auch)

+ **SCHUTZ**-Mechanismus zur Erhaltung / Wiederherstellung der **p**sycho**p**hysiologischen **HOMÖOSTASE** betrachtet,

  denn die folgenden, **akut stark ausgeprägt**en, **gleichzeitig** auftretenden **DYSBALANCEN** können nicht mehr **kompensiert** werden (sind nicht mehr **tolerierbar**):

+ **EMOT.-MENTALE-DB wenn:**
  - ein gewisser **hoher Grad** der psychischen **Erregung** (Anspannung) und letztlich
  - emot.-mentale **Ermüdung**[(6)] erreicht wird,
  sodass:
  —- aversive **psycho-motorische** Unruhe / emot.-mentaler **Diskomfort** / äußerst unangenehme körperliche Empfindungen kaum / nicht mehr toleriert werden können
  —- **Selbst-Kontrolle** nicht mehr aufrechterhalten werden kann
  => also wenn
  —- **Kognitiv**e Leistungsfähigkeit nicht mehr ausreicht, um die negativen Emotionen (**Emot.** Hyper**reaktivität**) zu regulieren

+ **SV-DB** wenn / kurz bevor
  VAGOTONUS unter einen **SOLLWERT** sinkt,
  sodass ansteigende **sympathische** Hyper**aktivität** nicht mehr gehemmt werden kann

+ **ZRB & MSK E-DB** wenn / kurz bevor:
  - der (Blut-,) Hirn**glukose**spiegel unter einen **SOLLWERT** sinkt, und
  - Kiefer-Muskel**Tonus**-**SOLLWERT** überschritten wird,
  sodass:
  —- Blut-/Hirn-zuckersteigernden Maßnahmen des Körpers die Blut-/Hirn-zuckersenkenden nicht kompensieren können[(2)] &
  —- Kaudrang, bzw. erregungsbedingte **exzessive MOTORISCHE** Aktivitäten des **Kauapparat**s nicht mehr gehemmt werden können

  —- nahezu **ermüdung**sbedingte el. ÜBER**ERREGUNG** der **Kiefer**muskel- & **Gehirn**zellen (in bestimmten Arealen[(3)]) **verhindert** werden muss

[*[(6)] also unmittelbare / akute **el.** ÜBER**ERREGUNG** & **ERMÜDUNG** des **ZNS**s bei einer stressinduzierten (i) **emot.** Hyper**reaktivität** und **prolongiert**en: (ii) **sympath.** Hyper**aktivität**, (iii) **zrb E-Hyperkonsumtion** & (iv) **motor.** Hyper**aktivität** der Kiefer-Muskulatur (infolge Hyper**suppression**[(5)]]

[**Ablaufschema:** unmittelbare **ERMÜDUNG**[(6)] des **ZNS**s <> **Deprivation** der homöostatischen Mechanismen (wenn die ansteigenden **SV-DB & ZRB E-DB** nicht mehr gehemmt werden können) ==> impulsives & exzessives Ess-**Verhalten**]

[**Ablaufschema:** 1) Stressor —> 2) Schluck-, **Kau**- & Ess**drang**
anstatt (Schrei- u/o) **REDEDRANG** —> 3) exzessive **E-Aufnahme**]

Durch einen Stressor (Attacke-Trigger) werden**:**
— **SNS stimuliert** und
— die **msk E-Bereitstellung** (für Flucht / Kampf) **aktiviert**

{ es kommt auch zu einer erhöhten **msk E-Weiterleitung** (der „BEIß-**KRÄFTE**") an den
Kauapparat, um **laut**starke (non-)**verbale** Bewältigung des Stressors zu ermöglichen },

JEDOCH unter verlängerter **psychisch**er Belastung u/o **kognitiv**er Überwachung, aber
geringer / unzureichender **motorischer Belastung** / fehlender **körperlich**er Betätigung
{ besonders bei **VERBALE**R & mimischer, aber auch gestischer Hyper**suppression**[5] }

kommt es zu **SV**- & **E-DB**, sowie zu einem kognitiven & emotionalen-**Ungleichgewicht:**

✦   **SV-DB** (übermäßig lang andauernde **sympathische Dominanz**)
[meist unter **verlängert**er **psychisch**er Belastung: „in prolongierten „Stressphasen
des **Durchhalten**s + unzureichenden Phasen des **Kräftesammeln**s (zu selten u/o zu
kurz)" (bspw. **Kommunikation**- vs. **Entspannung**-Prozesse)]
✦   **ZRB & MSK E-DB** (**aktuell mangelnde** zrb & **überschüssige** msk **E-VERFÜGBARKEIT** -
in **bestimmt**en Gehirnregionen / Arealen[3] & v.a. im **Kiefer**bereich; bzw. übermäßig
erhöhte **zrb &** mangelnde / fehlende msk **E-VERWERTUNG** v.a. des **Kauapparat**s)
[unter **verlängert**er **kognitiv**er Belastung (bspw. **kognitive Bewältigung** des
Stressors), aber geringer / unzureichender **körperlich**er Betätigung]
✦   **EMOTIONAL-MENTALE DB** (übermäßig lang andauernde **Unterdrückung**
psychophysiologischer (u.a. / v.a. **nahrung**sbezogener) **Bedürfnisse** (bspw.: "selbst-
Belohnung vs. -**Bestrafung**", u/o msk & allg. **Entspannung** vs. (kognitive)
Anstrengung, u/o (**laut**starke, non- & **verbal**e, mimische & gestische) Offenbarung von
(negativen) Emotionen vs. ihre Ignorierung (durch Ablenkung)
[Stressphase (zu lang u/o zu oft) vs. p.-p. Erholungsphase (zu kurz u/o zu selten)]

Eine akut, stark ausgeprägte, stressinduzierte **SV-Dysbalance**
(g.g. übermäßig lang andauernde **sympathische** Überaktivität, besonders bei einer
prolongierten **VERBALEN** Unterdrückung) UND
zerebrale Überaktivität in **motorisch** assoziierten (für die **SPRACH**PRODUKTION
verantwortlichen) Arealen **FÜHREN ZU** einer
akuten **energetischen-Dysbalance** zwischen:
ZRB & **MSK** (v.a. im **Kiefer**bereich) **Energie-Verfügbarkeit** & **Energie-Verwertung**
-> (somit) zu einer **elektrischen** ÜBERERREGUNG der Gehirn- & **Kiefer**muskel**zellen**)

[=> Betrachtung der Attacke als **SCHUTZMECHANISMUS, UM** dabei / somit der
ERMÜDUNG[6] des **ZNS**s (**ZRB ELEKTRISCHEN** ÜBERERREGUNG) **ENTGEGENZUWIRKEN**]

Unmittelbare **ERMÜDUNG**[6] des **ZNS**s entsteht *infolge* von einer stressinduzierten
(i) **emot**. Hyperreaktivität (auf einen Attacke-Trigger), und einer übermäßig lang
andauernden (ii) **sympath**. Hyperaktivität, sowie (iii) zrb **E-Hyperkonsumtion** (Hyperaktivität
in **bestimmt**en Gehirnregionen / Arealen[3]), welche zu einer aversiven, kaum mehr
erträglichen (übermäßigen inneren) PSYCHO-**MOTORISCHEN UNRUHE** (äußerst
unangenehmen körperlichen Empfindungen) führen

(-> Es besteht emot. **Hyper**reaktivität auf (subj. empf. u/o antizipiertes) **Hunger**gefühl ((un)abhängig vom **E**-Bedarf), welche (iv) **MOTOR**. (msk) **HYPERAKTIVITÄT** noch verstärkt).

Diese erregungsbedingten (exzessiven) MOTORISCHEN Aktivitäten

[angenommen entsteht körperlicher **Aktivität**sdrang *infolge* von einer stressinduzierten (schon permanent) erhöhten **msk** Spannungslage (& Auswirkung unterdrückter Emotionen)]

ÄUßERN SICH bei Betroffenen v.a. im **KIEFER**BEREICH.

Vermutlich befinden sich (einzelne) **Kiefer**muskeln schon chronisch in einem hohen Grad der Anspannung (wie z.B. Bruxismus)

[angenommen besteht (chronische) **msk E-DB** im **KAU**SYSTEM (als Folge der **Äußerung** der unterdrückten Emotionen und) bei einer schon chronischen **SV-DB**],

UND bei einer AKUT übermässig erniedrigten (**ermüdung**sbedingten) **VAGOTONE**N **SPANNUNG**SLAGE

{ in prolongierten Stresssituationen, und bei einer unmittelbaren (**ZRB**) **HYPOGLYKÄMIE** }

besteht eine übermäßig erhöhte, sehr störend empfundene, nicht mehr tolerierbare, **msk SPANNUNG**SLAGE der am **Kau**-/Schluck-Prozess beteiligten Muskulatur, *sodass* Schluckdrang, **Kaudrang & Essdrang - exzessive E-Aufnahme** entstehen.

Eine akute **msk E-DB** v.a. im **KAUSYSTEM** // msk **AKTIVITÄTSDRANG** des **Kau**apparats (und letztendlich erregungsbedingte exzessive **MOTORISCHE** Aktivität des **Kau**apparats) **entstehen** *durch* das
(/ kurz vor / nach dem) **ÜBERSCHREITEN** des (Kiefer-) MuskelTonus-SOLLWERTES

— bei einem schnell / **stark** ansteigenden **Tonus** der **Kau**muskulatur
in subj. empf. Stress- oder Gefahrensituationen u/o sogar in ihrer Erwartung,

sowie / besonders

— bei / nach einer prolongierten **VERBALEN Hyper**suppression[5], und (somit)
— bei einer **sympathisch**en- und zrb ÜBER**AKTIVITÄT** in **MOTORISCH** assoziierten - für die **SPRACH**PRODUKTION verantwortlichen - Arealen und (demzufolge)
elektrischen ÜBERERREGUNG der (Gehirn- und) **Kiefer**muskel**zellen**

[=> so führen (Schrei- u/o) **Rede**drang, Schluckdrang, **Kau**drang & **Ess**drang zu Ess-Attacke]

Ess-Attacke-**Quartett-These** besagt:

Die Deprivation der homöostatischen Mechanismen (nicht mehr kompensierbare DB⁽¹⁾) & folglich der **Ausfall** der **Inhibitionskontrolle** hins. **Kau-**, Schluck- und **Ess**drangs wird ausgelöst *durch*:

— Motor. & Emot., v.a. **VERBALE** & **MIMISCHE**
aber auch **GESTISCHE** HYPER**SUPPRESSION** (*)
+
— HYPER**SUPPRESSION** psychophysiologischer **ERHOLUNG**- & somit (physiolog.)
NAHRUNGSBEDÜRFNISSE (**)

{ (*) bei kognitiv anspruchsvollen Aufgaben, in subj. empf. Stress- oder Gefahrensituationen u/o in ihrer Erwartung (u.a. Kommunikationsprozessen)
(**) in prolongierten „Stressphasen des Durchhaltens + unzureichenden Phasen des Kräftesammelns" (zu selten u/o zu kurz) }

[Erläuterung: Unter Hyper**suppression**⁽⁵⁾ ist hier gemeint ein:

— stark reduziertes (**kommunikativ**es) AUSDRUCKS**VERHALTEN** (Emot. Zurückhaltung)
+
— **AUFSCHIEBEVERHALTEN** einer p.-p. Erholung-bezogenen Tätigkeit (**Erholung-Aufschub**).

Diese **VERHALTEN**SWEISEN führen zu einem **Aufschub** der:
- Emotionsregulation,
- msk & (somit) allg. Spannungsreduktion (p.-p. Relaxation), sowie
- Nahrungsaufnahme (adäquaten / ausgewogenen **E-Zufuhr**).

Somit kann auch ein
— **UN**WILLENTLICH GEZÜGELTES **ESSVERHALTEN** (bei einem Teil der Betroffenen) erklärt werden
(sowie die Entstehung der emot.-mentalen-, SV-, sowie msk & zrb E-**DB**).

⁽¹⁾ **Deprivation** der homöostatischen Mechanismen = wenn die ansteigenden **zrb E-DB & SV-DB** nicht mehr gehemmt werden können]

— Die prolongierte **Suppression** von (v.a. einem **kommunikativ**en) **AUSDRUCKSVERHALTEN** / gewohnten Verhaltensweisen, und von mit Schwäche assoziierten **MOTORISCHEN** Abläufen

{ m.a.W. **stark reduziert**e (fehlende **laut**starke) non**verbale** & **verbale** Kommunikation, Gestik und Mimik bei einer stressinduzierten, erhöhten msk & allg. Spannungslage und einer erregungsbedingten psycho-motorischen Unruhe }

- erfordert eine **kognitive Überwachung** (geistige Anstrengung), und somit
- beansprucht die (limitierten) **kognitiven Ressource**n, *wodurch*
- weitere Verstärkung der psycho-motorischen Unruhe (des körperlichen Aktivitätsdrangs) begünstigt wird und letztendlich
- ein kaum kontrollierbarer motorischer **Tätigkeitsdrang** (**) (u.a. der Hände & v.a.) des **Kauapparat**s ausgelöst wird

[(**) **Tätigkeit**sdrang v.a. des **Kauapparat**s, denn ein stark ansteigender Tonus der Kiefermuskulatur entsteht in subj. empf. Stress- oder Gefahrensituationen u/o in ihrer Erwartung (u.a. **Kommunikation**sprozessen), und besonders bei / nach prolongierter **verbal**er Suppression]

— Das **AUFSCHIEBEVERHALTEN** einer **Erholung**-bezogenen Tätigkeit, und somit ein **UNWILLENTLICH GEZÜGELTES ESSVERHALTEN**

{ m.a.W. **stark reduziert**e (unzureichende / inadäquate p-p) Erholungsphase des Kräftesammelns bei / trotz einem höheren AROUSAL }

- führen zu nicht mehr kompensierbaren: emot.-**mental**en, **SV-**, sowie **zrb & msk E-DB**, *wodurch*
- **exzessive motorische Aktivitäten** der Msk des **Kauapparat**s und (impulsives &)
- **exzessives** ESSVERHALTEN ausgelöst werden.

Ess-Attacke-**Quartett-These** besagt:

Bei **kognitiv** anspruchsvollen Aufgaben, und
in prolongierten „Stressphasen des Durchhaltens + unzureichenden Phasen des Kräftesammelns" (zu selten u/o zu kurz)

I&T **betroffene** Person **EXZESSIV**, weil sie
aufgrund der:
- stark eingeschränkten **kognitiv**en Kapazität (emot.-**mental**e-**DB**)
- stark erhöhten erregungsbedingten **msk** & allg. Spannungslage (**msk E-DB** im Kausystem)
- unzureichenden **vago**tonen Spannungslage (**SV-DB**)
- (**zrb**) Glykogen Verarmung (**zrb E-DB**)

{ nach einer prolongierten und erhöhten (**zrb**) **E-Konsumtion**, u/o **Nährstoff-Unterversorgung** nach einem (chronisch) (**UN**WILLENTLICH) ge**zügelt**en Essverhalten }

nicht mehr in der Lage ist,
- den motorischen Aktivitäts**drang** im **Kiefer**bereich weiterhin **kognitiv** zu überwachen, und
- das physiolog. **Nahrungsbedürfnis** weiterhin **kognitiv** aufzuschieben;

Betroffene Person zeigt **DEFIZITE** im Bezug auf**:**
— **Emotions**regulation (v.a.) durch **Ausdrucksverhalten**,
— p.-p. **Entspannung**- & **Belohnung**-Prozesse,
— **Regulation** der **motorischen Unruhe**,
— emot. **Reaktivität** auf (antizipierten u/o subj. empf.) **Hunger**

ggf. I&T **betroffene** Person **EXZESSIV**, wenn

die Blut-/Hirn-zuckersteigernden Maßnahmen des Körpers die Blut-/Hirn-zuckersenkenden nicht kompensieren können (**E-DB** in bestimmten Gehirnregionen / Arealen[3])

=> Als Folge oder Ursache ist ein unmittelbarer / akut (stark) mangelnder **zrb E**-Gehalt,

denn mglw. besteht bei einem nicht unerheblichen Teil der Betroffenen
ein **inadäquater zrb** (Glukose-) **E-Stoffwechsel**[2] u/o
eine **inadäquate vagale Übermittlung**[1]
zu Beginn der Entspannungs-, Verdauungs- und Sättigungs-Prozesse,

und vermutlich *dadurch* entsteht

eine **inadäquate Sensibilität für Erholungs**bedürfnisse u/o
eine **inadäquate Sensibilität für** physiologische **Nahrungs**bedürfnisse.

[Erläuterung: **Betroffene** Person *"EXCESSIVER & (UNWILLENTLICH) GEZÜGELTER (emotionaler) ESSER"* wird hier auch als *"SELBST-BEHERRSCHER: POKER-FACE & ERHOLUNG-PROKRASTINIERER"* beschrieben, und darunter ist gemeint:

- *"SELBST-BEHERRSCHER* unterdrückt, bzw. schiebt die Gefühlsausdruck-, (v.a. **Rede-Ausdruck-**) & p.-p. Erholung- (und somit Belohnung- sowie **Ernährung-**) bezogenen Bedürfnisse auf

{ **SELBST-BEHERRSCHUNG** aus **ANGST** vor **negativen Konsequenze**n, und meist mit dem **Ziel**, den äußerlich erkennbaren und mit Schwäche assoziierten emot. ((non-) verbalen) Ausdruck zu reduzieren, sowie die mit Stärke assoziierte **Produktivität** und (innerliche) Anerkennung zu erhöhen }

- *"POKER-FACE* reduziert die (**laut**starken) sprachlichen und Gesichtsausdrücke von Emotionen, vermeidet Konflikte (die **Fähigkeit** u/o **Bereitschaft** für verbale Auseinandersetzungen fehlt / mangelt).

- *ERHOLUNG-PROKRASTINIERER"* verschiebt die Selbst-**Belohnung**, und **msk & allg.** Relaxation
(**Sensibilität** für **Erholung**sbedürftigkeit, u/o **Fähigkeit** u/o **Bereitschaft** für p.-p. Spannungsreduktion mangelt / fehlt), weil sie:
- das Bedürfnis nach Regeneration nicht (deutlich) verspürt u/o
- Entspannungs**strategie**n nicht kennt u/o
- bspw **denkt:** „schneller, höher, weiter", „Ich höre nicht auf, wenn ich müde bin, sondern, wenn ich fertig bin").

Dadurch **verschiebt** sich **zeitlich** die (adäquate / ausgewogene E-Zufuhr) Nahrungsaufnahme,
und zwar *WILLENTLICH und / oder UN*WILLENTLICH:

Exzessiver - **UN**WILLENTLICH GEZÜGELTER (emotionaler) - **ESSER**
I**ß**T ungeachtet seiner physiologischen Nahrungsbedürfnisse,
weil eine **adäquate** / **ausgewogene E-Zufuhr** sich **zeitlich verschiebt**
{ also zunächst **ißt** Betroffene weniger bis gar nicht (meist
während u/o nach **verlänger**ter psychischer / **kognitiv**er Belastung), und folglich exzessiv }.

Die **Gründe** dafür sind:

—- ggf. inadäquate Sensibilität für **Erholungs-** u/o für physiologische **Nahrungs**bedürfnisse (mglw. als Folge einer/s **inadäquaten:** vagalen Übermittlung[1] zu Beginn der Entspannung-, Verdauung- und Sättigung-Prozesse u/o zrb (Glukose-) **E-Stoffwechsel**s[2])
(bei einem (nicht unerheblichen) Teil der Betroffenen)
u/o
—- höchstwahrscheinlich fehlende **Erholungs**bereitschaft
(überzogene individuelle **Leistungsansprüche**, wodurch sich die geplante Erholungs**pause** für msk & allg. Relaxation und somit für Nahrungsaufnahme **zeitlich verschiebt** (die „nötigen" Pausen für **msk** & **allg**. Spannungsreduktion, und somit für adäquate / ausgewogene **E-ZUFUHR** werden zu selten u/o zu kurz gehalten))
u/o
—- mangelnde **Entspannung**sfähigkeit,
(eingeschränkte **Kenntnisse** bzgl effektiver **Entspannung**sstrategien

, *wodurch* ein **ZUSTAND** der erhöhten (i) **emot.** Reaktivität, sowie der verstärkten:
(ii) **zrb-**, (iii) **sympathisch**en- und (iv) **msk** (motorischen **Kiefer**muskel-) **Aktivität**
(und folglich der **emotional-mentalen Ermüdung**) entsteht.

In so einem **Zustand** ist die Person kaum (mehr) in der Lage, das Essverhalten kognitiv zu steuern.

Bei einer **prolongiert**en (stressinduzierten) **EMOT. ÜBERERREGUNG** & (erregungsbedingten) **MSK HYPERTONIE** v.a. im Kieferbereich, bzw.
In einem **Zustand** der unmittelbaren **ZRB HYPOGLYKÄMIE** & **VAGALEN HYPOTONIE**

[*(6) also in einem **Zustand** der unmittelbaren **Ermüdung**(6) des **ZNS**s, bzw.
in einem **Zustand** der (stressinduzierten) unhaltbar ansteigenden **zrb E-DB** & **SV-DB**, die nicht mehr gehemmt werden können]

werden:
- **exzessive** motorische Aktivitäten der Msk des Kauapparats und (impulsives &)
- **exzessives** Essverhalten ausgelöst.

M.a.W.:
aufgrund der
—— akut stark eingeschränkten **kognitiven Kapazität**

{ bei kognitiv anspruchsvollen Aufgaben, in subj. empf. Stress- oder Gefahrensituationen u/o in ihrer Erwartung (u.a. Kommunikationsprozessen) }

ist die Person zunächst nicht mehr in der Lage, die negativen Emotionen
(**emot. Hyperreaktivität**) zu regulieren (**kognitive** Leistungsfähigkeit reicht nicht mehr aus)

& *aufgrund* der
——— unzureichenden **vagoton**en Spannungslage &
——— unmittelbaren / akuten **Verarmung** der zrb **E-Reserven** (in **bestimmten** Gehirnregionen)

{ in prolongierten „Stressphasen des Durchhaltens + unzureichenden Phasen des Kräftesammelns" }

wird Attacke-typisches impulsives und exzessives Ess-Verhalten (als Schutzmechanismus) ausgelöst.

[*Daher* => Betrachtung des **impulsiv**en & **exzessiv**en Ess-Verhaltens als ein:
- **Energie-ausgleichend**er **Mechanismus**
(zerebrales Energie-Niveau & muskuläres Energie-Niveau (im Kieferbereich))
- **Erregungsdämpfend**er **Mechanismus**
(psychische Erregung & elektrische Erregung der Gehirn- und Kiefermuskelzellen), bzw.

- **Schutz**-Mechanismus zur Erhaltung / Wiederherstellung der **p**sycho**p**hysiolog **Homöostase**
(emotional-mentales Gleichgewicht & energetisches Gleichgewicht (des Gehirn sowie der Skelett-, und besonders Kiefer-Muskeln) & sympathovagales Gleichgewicht)]

Kernaussagen auf einen Blick

Betroffene neigen zu einer/m:
— übermäßig lang andauernden **Unterdrückung** v.a. der (**laut**starken) **sprachlichen & Gesichts**ausdrücke von **Emotionen**,
+
— **Aufschub** der (msk & allg.) **Entspannungs**- & physiolog. **Nahrungsbedürfnisse**,

was sich auf:
- (i) **emotionale Reaktivität**,
bzw. auf eine übermäßig erhöhte und lang andauernde:
- (ii) **zerebrale Aktivität** <> **Energie-Konsumtion**
(=> (Hirn-) **Glucose**spiegel-**Abnahme**),
- (iii) **sympathische Aktivität**
(=> **Vago**tonus-**Abnahme**), und (infolgedessen)
- (iv) **motorische Aktivität**
(=> **Muskel**Tonus-**Zunahme** v.a. / u.a. im **Kiefer**bereich) auswirkt,

wodurch **muskulärer** Tätigkeits**drang** des **Kauapparat**s (Kaudrang) & **Ess**drang entstehen.

M.a.W.: **Betroffenen** neigen zu einer/m:
— **Emot. Zurückhaltung**
, welche zu einem/r:
- reduzierten, äußerlich erkennbaren (non-) verbalen **emotionalen** Ausdruck (v.a. im **Gesicht**),
- **kognitiv**en Anstrengung,
- verstärkten **zerebralen**-, **sympathischen**- und **muskulären Aktivität**, v.a. / u.a.
im **Kiefer**bereich (**Kaudrang**) führt,
{ bei einem (bekannterweise) ansteigenden **Tonus** der **Kiefer**muskeln in subj. empf. Stress- oder Gefahrensituationen u/o in ihrer **Erwartung** (u.a. **Kommunikation**sprozessen) }.
+
— p.-p. **Erholung-Aufschub**
, welche auch zu einem **Aufschub** der adäquaten / ausgewogenen **Energie-Zufuhr** führt
{ bei einem belastungsbedingten, lang andauernden **zerebralen Energie-Verbrauch**[*] }.

[[*] Zu einer (Hirn-) **Glucose**spiegel-**Abnahme** kommt also meist in den Phasen:
— **verlängert**er **kognitiv**en **Überwachung**
(bei Unterdrückung **p**sycho-**p**hysiologischer, v.a. **Gefühls**ausdruck-bezogener **Bedürfnisse**)
+
— **inadäquat**er (fehlender oder unzureichender) **p**sycho-**p**hysiologischer **Erholung**
aufgrund der:
1) suboptimalen **Erholung**-Prozesse
{ bei einer mangelnden **Entspannung**sfähigkeit u/o einer fehlenden -bereitschaft
(überzogenen individuellen **Leistungsansprüche**n) }
und
2) ggf. inadäquaten **Sensibilität für:**
Erholungsbedürfnisse u/o für physiologische **Nahrung**sbedürfnisse.

{ **Mglw**. besteht (bei einem nicht unerheblichen Teil der Betroffenen) ein/e **inadäquate/r: vagale Übermittlung**[(1)] u/o zerebraler (Glukose-) **Energie-Stoffwechsel**[(2)],
und vermutlich dadurch eine
inadäquate Sensibilität für Erholungs- u/o physiologische **Nahrung**sbedürfnisse }].

V. (KONTRA-)PRODUKTIVE MAßNAHMEN bei Attacke-Blocken

welche:
- **un**komplizierte Adaptation an gespeicherte Verhaltensrituale erfordern
- **nicht** aversive emotionale Reaktionen auslösen // angenehme (nicht unangenehme) **p**sycho-**p**hysiologische Erfahrung bewirken
- (subj. wahrgenommenes u/o antizipiertes) **Hunger**gefühl **reduzieren** // **Hirnenergie**gehalt (geringen **Glukose**-Level) **erhöhen**
- ernährungs**physiologisch**en Wert, hedonischen Wert & Belohnungs**wert** aufweisen // essensassoziierte **emotional** positive, **kognitive** & **motorische** Komponenten einbeziehen

==>> *Daher* besteht die **Wichtigkeit** der **E-Zufuhr** & der **Betätigung des Kauapparat**s; g.g.:
- Darbietung mengenmäßig begrenzter (gutschmeckender, aber wenig reizvoller) **kaubar**er NM mit *GK* „süß-fettig", und einem hedonischen und **E**-suggerierenden Charakter
- Aufnahme von schnell ins Blut übergehenden KH & (ungesättigten) Fetten (ω-FS) mit einem suggerierten hohen Sättigungspotenzial

[m.a.W.: Anstatt einer Nahrungskarenz wichtig ist ein kontrollierter Umgang mit stets verfügbaren **menge-** und kalorien**beschränkt**en, wohlschmeckenden NM (*"Zucker-Butter Brötchen aber ohne Peitsche"*), ohne die:
- automatisierte (manuelle) Interaktion mit NM, supprimieren zu müssen
- **Frustrations**reaktion **auf Verzicht** u/o
- angstinduzierte emot. **Hyperreaktivität** auf (antizipiertes u/o subj. empf.) Hungergefühl auszulösen
(und somit sympath., zrb & motor. **Hyperaktivität** noch zu verstärken).

Empfehlung ==> die Maßnahmen mit „**moderat**en **Einschränkung**en"]

Ernährungsphysiologische & hedonische **WERTIGKEIT** (der Bewältigung-Methode) ->

Einsatz der folgenden **KOMPONENTEN:**
- **PSYCHISCHE**N (essensbezogenen **EMOTIONAL POSITIVE**N) Komponenten, um die Entfaltung negativer Emotionen zu verhindern <>
- **KOGNITIVE**N Komponenten (essensassoziierten Kognition), um die kognitive Fixierung auf die hungerassoziierten (auch subj.) körperlichen Empfindungen zu vermeiden <>
- **MOTORISCHE**N Komponenten, um die Steigerung motorischer Unruhe zu verhindern.

AKTIVIERUNG der folgenden **SYSTEME:**
- **KAU**SYSTEMs (der **Kiefer**muskel & -gelenke)
- **BELOHNUNG**SSYSTEMs (der hedonischen Wege und somit der **Erholung**-Prozesse)
- **VERDAUUNG**SSYSTEMs (der digestiven Prozesse -> **SÄTTIGUNG**SSYSTEMs),
wodurch Aktivitätssteigerung des
- **PSNS**s (-> (msk & allg. Spannungsreduktion (**p**sycho-**p**hysiologische **Relaxation**)) erfolgt.

==>> Ess-Attacke-Quartett-**Theorie** weißt auf:

I) die **Bedeutung** des (i) **motorisch**en Einflusses des **KIEFER**S für Blocken des Attacke-relevanten Verhaltens, sowie auf die **Notwendigkeit** der (ii) **GLUKOSE**-Zufuhr, und auch auf die **Wichtigkeit** der (iii) nicht-aversiven (essensassoziierten) **Ablenkung**sstimuli, bzw. auf

II) die **Wirksamkeit** einer dringenden (i) **zrb E-Erhöhung** UND einer (ii) **msk E-Entladung** v.a. im **Kiefer**bereich, sowie einer nahrungsbezogenen Aktivierung der Belohnungsstrukturen (hedonischen Wege) hin.

=> Attacke-Quartett-**These** liefert also einen **ersten Hinweis auf** den **Einfluss** der Steigerung des (i) **Hirnenergie**gehalts UND der Aktivität des (ii) **Kauapparat**s auf aktuelle kognitive & motorische Inhibitionsfähigkeit, sowie der gleichzeitigen Aktivitätssteigerung des (iii) **Belohnung**- und (somit) des (iv) **PSN**Ss (durch GK „süß-fettig") auf Attacke-relevante psychische Spannungszustände und die Leistungsfähigkeit,

!**S**chnell (in wenigen Min) **A**ttacke zu **B**locken (mit 3 **S**chritten:
1) **S**imultan (**s**chnell aber **s**anft) **A**blenken,
2) **B**eruhigen Sympathikus (& Amygdala)
3) **S**ättigen
(*durch* emotionale & physiologische **S**ättigung mit *"Zucker-Butter Brötchen aber ohne Peitsche"* (**men**genmäßig **begrenzt**e, kaubare **NM** mit GK „süß-fettig" und einem **hedonisch**en, **E-suggerieren**den Charakter).

      Ess-Attacke-Quartett-**These** besagt:

Bei Attacke-Blocken sind **4 Faktoren** (als 4 Attacke-Ursachen für den **Ausfall** der kognitiven und motorischen Inhibitionsfähigkeit) **gleichzeitig** zu berücksichtigen (kurz vor und während der Attacke)
aktuelle u/o dauerhafte, stressinduzierte**:**

1) **SYMPATHISCHE AKTIVITÄT**, bzw. Tonus des N. **Vagus** unter **verlängert**er psychischer / **kognitiv**er Belastung

2) **ZRB** (kognitive) **AKTIVITÄT**, bzw. **GLYKÄMIE** bei einer belastungsbedingten, **prolongiert**en zrb **E-KONSUMTION**

3) **EMOT. REAKTIVITÄT** auf Attacke-Trigger, bzw. auf (subj. empf.) **HUNGER** als Stressor bei einem ermüdungsbedingten (auch antizipierten) Blutzucker**abfall** u/o einer **Hirn**glukosespiegel-**Abnahme**

4) **MOTOR. (MSK) AKTIVITÄT**(sdrang v.a. im **Kiefer**bereich), bzw. psycho-**MOTORISCHE** Unruhe bei einer erregungsbedingten (msk & allg.) SPANNUNGSLAGE

1) SYMPATHISCHE AKTIVITÄT

(akut / unmittelbarer übermässig erhöhter sympathischer HYPERTONUS // chronisch erniedrigter TONUS des N. vagus // schon chronische SV-DB <> mglw. inadäquate vagale Übermittlung⁽¹⁾ zu Beginn der Entspannung-, Verdauung- und Sättigung-Prozesse)

- Vagotonus **soll** gezielt gesteigert, bzw.
- sympathische Dominanz **soll** möglichst schnell abgeschwächt werden

- Aktivitätssteigerung des PSNS **soll** gefördert werden

durch (NM-bezogene) **EMOT. POSITIVE KOMPONENTE** und **Aktivierung** (des **Kau**systems & somit des Speichelflusses, und) der **Verdauung**sprozesse (**Verdauung**ssystems),

denn PSNS steht für „Verdauung & Ruhe".

Aversive (NM-) Ablenkungsreize (wie z.b. Chilischoten, starker Essig, schrille Musik, kalte Dusche) und ein mit **Frust / Verzicht** verbundener Nahrungs**entzug** (und somit die Beanspruchung der schon stark limitierten (fast aufgebrauchten kognitiven) **E**-Ressourcen) sind kontraproduktiv,

denn sie verursachen lediglich **weitere Erhöhung**:
- der sympathischen Aktivität
- SRM-Freisetzung (Stresshormon-Spiegelzunahme), und
- des (schon übermäßig erhöhten) E-Verbrauchs des Gehirns, u.a. Amygdala-Aktivität

[**Ablaufschema**: akut, übermässig lang andauernde **sympathische** HYPERAKTIVITÄT —> zrb **E-**HYPERKONSUMTION —> (andauernde HYPERAKTIVITÄT des Gehirns —> Emot.-mentale ERMÜDUNG) —> HYPOGLYKÄMISCHER Zustand —> **Hunger** / Appetitzunahme].

Empfehlung ==> Konsum der gutschmeckenden, **kau**baren (**menge**- & kalorien-**beschränkt**en) **NM** mit einer GK „süß-fettig" (und einem suggerierten hohen Sättigungspotenzial),

denn er kann die Aktivierung des Belohnung- und **Verdauung**ssystems auslösen und (somit) die Aktivitätssteigerung des **PSNS**s (sowie die Entfaltung positiver Emotionen) fördern.

[**Ziel**: Minderung des **sympathisch**en HYPERAKTIVITÄTSZUSTANDs].

2) ZEREBRALE (kognitive) AKTIVITÄT bzw. GLYKÄMIE

(akute, übermässig lang andauernde zrb **E-HYPERKONSUMTION** // unmittelbare (**zrb**) **HYPOGLYKÄMIE** (in **bestimmt**en Gehirnregionen / Arealen[3]) // (chronische) **E-DB** <> mglw. **inadäq. (Hirn)-(Glukose-) E-Stoffwechsel**[2] // chronisch (**un**willentlich) ge**zügelt**es Essverhalten // aufgeschobene adäquate / ausgewogene E-Zufuhr -> Bedeutung einer (vorausplanenden) **E-Zufuhr**[4])

Glukose-Verfügbarkeit (zrb E-Gehalt) **soll** binnen kürzester Zeit erhöht werden

durch Aufnahme von schnell ins Blut übergehenden KH,

da:
- die erhöhten neuronalen Aktivitäten, der Blutfluss und der **Glukose-Verbrauch** im Gehirn durch **kognitive** Prozesse unter **verlängert**er psychischer Belastung (in oder nach subj. empf. Stress- oder Gefahrensituationen u/o sogar in ihrer Erwartung) zum **gesteigert**en **E-Bedarf** (und Appetitzunahme) führen, und
- ein hoher / optimaler **zrb E-Gehalt** (i) die **kognitive Aktivität** (Unterdrückung von essensbezogenen Handlungsimpulsen), und (ii) ein optimales **Erregungs**niveau fördert (sowie die Sättigungsgefühle auslöst <> (subj.) wahrgenommen (mit **Angst**- und Leistungshemmung verbundenen) **Hunger** reduziert).

[zu beachten ist: ein geringer **zrb E-Level** korreliert mit hoher **Anspannung** // ein niedriger **Hirnenergie**gehalt geht mit einer höheren Nahrungsaufnahme einher und umgekehrt // bei einem hohen **Erregungs**zustand sind die **kognitive Leistung**sfähigkeit gering und **E-Verbrauch** hoch; bei einem moderaten sind sie hingegen optimal]

Nahrungs**karenz** (Nahrungs**restriktion**, v.a. Glukose-**Restriktion**), und **Suppression** der **automatisiert**en manuellen **Interaktion mit NM** sind kontraproduktiv,

denn das **Ausbleiben**
(i) des **gewohnt**en Anstiegs des **Hirnenergiegehalt**s
(nach der problematischen exzessiven E-Aufnahme zucker- & fetthaltiges CF), sowie
(ii) **der nahrungsbezogenen Antwort** kann:

- angeborene Angst vor Leistungshemmung noch verstärken
- erlernte Furcht vor: einer physischen & psychischen **Beeinträchtigung** (un)abhängig vom E-Bedarf, einem (antizipierten) Blutzuckerabfall u/o einer ermüdungsbedingten Hirnglukosespiegel-Abnahme auslösen

[zu beachten ist: sehr bedeutsame (emot.) Beziehung (und konditionale Verbindung) zwischen NM (als **konditioniert**er Stimulus) und Betroffenen <> automatisierte **manuelle Interaktion mit NM** <> essensbezogene **motorische Impulsivität**]

- schon stark limitierte **kognitive Kapazitäten** beanspruchen (u.a. durch Hemmung der automatisch und unbewusst ablaufenden Prozesse des problematischen Essverhaltens) und somit das Versagen der Inhibitionskontrolle begünstigen

[zu beachten ist: aktuelle **kognitive Leistung**sfähigkeit (die konditionierten Reaktionen zu löschen oder zu modulieren) hängt maßgeblich von Glukose-Verfügbarkeit / **Hirn**energiegehalt ab].

Aufnahme von langsamen (langkettigen) KH ist eher nicht zielführend,

denn eine **dringend**e **zrb E-Erhöhung** erscheint sinnvoll - v.a.
im Falle einer/s belastungsbedingten:
(a) unmittelbaren / akut **mangelnde**n **zrb Glukose**-Verfügbarkeit (in **bestimmt**en Arealen[3])
u/o
(b) unzureichenden (niedrigeren) **Blutglukose**-Spiegels
(mglw. *aufgrund* eines **inadäquaten (Hirn)-E-Stoffwechsels**[2] u/o einer prä**diabet**ischen Stoffwechsellage) u/o
(c) ge**zügelt**en Essverhaltens (zu lang aufgeschobene adäquate / ausgewogene E-Zufuhr ggf. *aufgrund* einer **inadäquaten Sensibilität** für **Erholungs**- u/o **Nahrungsbedürfnisse**).

Empfehlung ==> **Schnellstmögliche** Erhöhung vom zrb E-Gehalt,

denn ein hoher / optimaler zrb E-Gehalt kann die **kognitive Aktivität**
(Unterdrückung von essensbezogenen Handlungsimpulsen) und
ein optimales **Erregung**sniveaus fördern, sowie die Sättigungsgefühle auslösen.

[**Ziel:** Vorbeugung des (zrb) **HYPOGLYKÄMISCH**EN ZUSTANDs bzw.
Minderung des Zustands einer **ZRB E-HYPERKONSUMTION**].

3) **EMOTIONALE REAKTIVITÄT** auf einen Attacke-Trigger u/o auch
auf (subj. empf. u/o antizipierten) **Hunger** ((un)abhängig vom **E**-Bedarf) als Stressor

(übermässig lang andauerndes **Arousal** u.a. bei der **Antizipation** einer belastungs-/
ermüdungsbedingten Blut-/ **Hirn**glukosespiegel-**Abnahme**, u/o
bei den hungerassoziierten körperlichen Empfindungen (infolge von einer **EMOT.
ÜBERERREGUNG** durch einen Attacke-Trigger))

- **P**sycho**p**hysiologische **Nahrungsbedürfnisse** und die damit assoziierten **Belohnung**-
und **Entspannung**-bezogenen Bedürfnisse **sollen** gestillt werden
- Verlangen nach sowohl **emotionalen als auch physiologischen Sättigung**
((un)abhängig vom E-Bedarf) **soll** als bedeutend angesehen werden
- Entstehung und schnelle Entfaltung positiver (wenig negativer) Emotionen **soll** gefördert
werden

- **Aktivierung** des Belohnungssystems (der **hedonischen Wege** und somit der **Erholung**-
Prozesse, sowie Aktivitätsminderung der Amygdala) **soll** stattfinden

durch KH- und **Fett**stoff-Zufuhr

{ g.g. *durch* GK „süß-fettig" mit einem hohen Sättigungspotenzial & hedonischen,
E-suggerierenden Charakter. Der Einsatz der (wohlschmeckenden, zucker- & fetthaltigen,
menge- und kalorien**beschränkt**en) NM als **PSYCHISCHE (EMOTIONAL POSITIVE)
KOMPONENTE** dient zur Verringerung der sympathischen Aktivität und zur Erhöhung der
positiven emotionalen Befindlichkeit }

denn die Bereitschaft / **Motivation** (ein bestimmtes Ziel - die Methode während der
Attacke - zu verfolgen) hängt häufig maßgeblich von der **Belohnung** ab, und eine der
typischen Belohnungen ist die Nahrung
(bei Betroffenen besteht vermutlich eine deutlich verstärkte **Belohnungssensitivität** für
NM-Reize, und über diese Eigenschaft wirkt NM auf ihre Stimmung stabilisierend)

[zu beachten ist also: sehr bedeutsame **emotionale** Beziehung zwischen NM
(GK „süß-fettig" als schnell belohnender Stimulus) und Betroffenen, sowie ihre
Überzeugung, dass das CF (GK „süß-fettig") den emotionalen Zustand verbessert].

Nahrungs**verzicht** und nicht-wohlschmeckende oder *aversive Nahrungsmittel-
Ablenkungsreize* (wie bspw bitterer Tee) sind kontraproduktiv,

denn das **Ausbleiben der** nahrungsbezogenen **hedonisch**en Antwort kann:
- flexibles und situativ angemessenes Handeln **erschweren**

[zu beachten ist: die essenbezogenen hedonischen Aspekten sind ein wichtiger
Bestandteil der Emotionsregulation, sowie der automatisierten und starren Verarbeitungs-
und Verhaltensmuster. Aktivierung der **Belohnungs**strukturen & **Erholung**-Prozesse
gehört zu den elementaren **Bedürfnissen**, wobei die Betroffenen vermutlich zu einem
((nicht-) essenbezogenen) Belohnung- & Erholung-Aufschub neigen, welcher wiederum
affektives Verhalten begünstigt]

- **Frustration**sreaktion **auf Verzicht** (Aktivitätssteigerung der Amygdala) auslösen
- erlernte **FURCHT** vor Leistungshemmung durch **Hunger**gefühl noch verstärken

[zu beachten sind eventuelle Eigenschaften:
- subj., sehr störend erlebtes **Hunger**gefühl als **erlernte Furcht**komponente
- „Nüchtern**schmerz**" (bei einer besonders niedrigen Hunger**schmerz**schwelle) auch unabhängig vom E-Bedarf
- Hunger zu tolerieren nicht erlernt
- emot. Hyper**reaktivität** auf ((antizipierten) Blutzucker**abfall**]

Süßstoff- und Transfett-haltige Produkte sind (hins. der hormonspezifischen, biochemischen Aspekte) nicht zu empfehlen.

Empfehlung ==> Darbietung der (**menge**- und kalorien**beschränkt**en) **NM** (mit GK „süß-fettig" und einem **E**-suggerierenden Charakter), als ein besonders wirkungsvoller Anreiz (in Form einer **Belohnung**),

denn er kann **motivaton**ales Verhalten auslösen, und für den mentalen und **emot**. Komfort sorgen.

[**Ziel:** Minderung des akuten **EMOT. HYPERREAKTIVITÄT**sZUSTANDs].

4) **MOTORISCHE AKTIVITÄT** (v.a. im Kieferbereich), bzw. psycho-**MOTORISCHE UNRUHE -> MOTOR**. Aktivitätsdrang besonders des **Kauapparat**s (und u.a. der Hände)

(akuter / unmittelbarer übermäßig erhöhter HYPERTONUSZUSTAND der (einzelnen) am **Kau-/Schluck-Prozess beteiligten Muskulatur** <> mglw. chronische **msk E-DB im Kau**system (wie z.B. Bruxismus))

- **Msk** (und somit allg.) **Entspannungsbedürfnisse**, g.g. das Bedürfnis nach allg. Spannungs**reduktion** *durch* Kiefer-**Muskel**-Relaxation (ihre Dehnung, daher nach Betätigung des Kauapparats) **sollen** gestillt werden

- Erregungsbedingte **exzessive motorische** Aktivitäten (der Msk des **Kauapparat**s) <> **Bewegungsdrang** <> stressinduzierte überschüssige **msk E** (Stressstau) **sollen** (alternativ und konstruktiv) **kanalisiert** werden

- Verlangen nach **E-Verbrauch** der stressinduzierten überschüssig freigesetzten **msk E** im **Kiefer**bereich **soll** als relevant eingestuft werden

- **Aktivierung** (der **Kiefer**muskel und -gelenke) des **Kau**systems (und somit **msk E-Entladung** // höhere **msk E-Verteilung** im Kieferbereich) **soll** stattfinden

durch die **Kau**vorgang-ähnlichen (ähnelnden) Mund-Bewegungen,

denn sie:
- benötigen einen geringeren kognitiven Aufwand { erfordern keine andauende geistige Anstrengung (keine **kogniti**ve **Überwachung**) und kein Durchhaltevermögen }, und
- stellen eine unkomplizierte Adaptation an **gespeicherte** Verhaltensrituale dar { Adaptation an konditionierte Ess-Motorik <> unkomplizierte Modulation der essensbezogenen motorischen Impulsivität }

[**Ablaufschema**: stressinduzierte **EMOT. ÜBERERREGUNG** (höheres Arousal) —> Bewegungs-, **Schrei**-, **Rededrang** <—> akut, übermässig lang andauernde **SYMPATHISCHE**- und **ZRB ÜBERAKTIVITÄT** besonders in **MOTORISCH** assoziierten - für die **SPRACH**PRODUKTION verantwortlichen - Arealen —> elektrische **ÜBERERREGUNG** der Gehirn- und **Kiefer**muskel**zellen** —> erregungsbedingte **exzessive motorische** Aktivitäten (der Msk) des **Kauapparat**s (um dem Bedürfnis nach allg. Spannungsreduktion *durch* (Kiefer-) **Muskellockerung** nachzukommen].

„Bewegungslose (meditative) Stille" - v.a. ohne Betätigung des **Kauapparat**s { **Unterdrückung** der stressinduzierten psycho-**motorischen** Unruhe, also des Bewegungs-, v.a. des **Kaudrang**s } ist kontraproduktiv bzw. diese Erwartung - **absolute** Unterdrückung von **automatischen** essenbezogenen **Tendenze**n („im Attacke-Erregungszustand") ist eher „utopisch",

denn sie:

[„sie" bezieht sich auch auf die Suppression der automatisierten (**manuelle**n) Interaktion mit NM, und besonders des **motorisch**en Aktivitäts**drang**s
(als Verlangen nach plötzlichen **msk E-Entladung**) v.a. im **Kiefer**bereich.
Zu beachten ist also auch die essensbezogene motorische Impulsivität, „sich was in den Mund schieben", und daher die Hemmung solcher impulsiven **Greifbewegung**en]

- beansprucht die limitierten kognitiven Ressourcen (erfordert geistige Anstrengung) und (somit) begünstigt weitere Verstärkung psycho-**motorische**r **Unruhe**
- bewirkt einen **noch** schneller ansteigenden msk Tonus - v.a. im **Kiefer**bereich
- führt zu einer **noch höher**en **Hyper**aktivität der am **Kau-/Schluck-Prozess** beteiligten **Muskulatur**, und letztendlich zu den nicht mehr hemmbaren
- erregungsbedingten **exzessiv**en **motorisch**en Aktivitäten.

Anzunehmen ist eine übermäßig erhöhte **msk Spannung**slage v.a. im **Kiefer**bereich

[**denn** „eine enge Verknüpfung der **Kau**muskulatur mit dem **limbischen System** ist für den schnell / stark ansteigenden **Tonus** der **Kau**muskulatur in Stress- oder Gefahrensituationen verantwortlich"
Ref.: Dissertation R. Bocker: https://www.db-thueringen.de/servlets/MCRFileNodeServlet/dbt_derivate_00024948/Bocker/Bocker_a.pdf)]

Vermutlich befinden sich (einzelne) Muskeln des **Kauapparat**s (dauerhaft)
in einem **hohen Grad** der **Anspannung** und zwar
besonders zu Beginn u/o nach der Unterdrückung, bzw. Aufschub von**:**
- (**laut**starken non-) **verbal**en, **mimisch**en & **gestisch**en Ausdrücken von **Emotion**en
+
- **Bedürfnisse**n nach **Emotionsregulation** (kognitive Neubewertung), msk & (somit) allg. Spannungsreduktion (**p**sycho-**p**hysiologischer **Relaxation**), sowie Nahrungsaufnahme (**adäquate / ausgewogene E-Zufuhr**)

{ am wahrscheinlichsten ruft der **unterdrückt**e **Rede-Drang** den Kaudrang hervor }.

Sportliche und geübte meditative Aktivitäten sind ja zu empfehlen, jedoch erfordern sie die ungestörten Bedingungen (räumliche und zeitliche), welche im (beruflichen) Alltag nicht (einfach) integrierbar sind.

Empfehlung ==> Betätigung des Kauapparats,

denn msk E-Entladung v.a. / u.a. im **Kiefer**bereich kann eine msk und (somit) allg. Spannungsreduktion (eine Reduktion der (psycho-) motorischen Unruhe *aufgrund* Verknüpfung der **Kau**muskulatur mit dem **limbischen System**) bewirken -> also einen stressdämpfenden Mechanismus des Körpers auslösen (analog zu Nägelkauen).

[**Ziel:** Minderung des akuten **MOTOR. HYPERAKTIVITÄT**sZUSTANDs].

Laut der (Quartett-These und) **S**trategie **A**ttacke zu **b**locken mit 3 **S**chritten(*)

[(*) in kurzer Zeit & in einem realen Arbeitsalltag: „(1) **S**imultane (**s**anfte, aber **s**chnelle) **A**blenkung und (2) **B**eruhigung (des überaktiven Sympathikus) *durch* (3) **S**tillen des emotionalen, subjektiv empfundenen u/o antizipierten **Hunger**s (**S**ättigung des Gehirn & der Seele)"],

spielt neben einer **EMOTIONALEN & PHYSIOLOGISCHEN SÄTTIGUNG** auch die **MUSKULÄRE ENERGIE-ENTLADUNG** v.a. im KIEFERBEREICH eine große Rolle, wenn es darum geht, stressinduzierte überschüssige **muskuläre Energie** <> erregungsbedingten **Bewegungsdrang** <> psycho-**motorische Unruhe** (Stressstau (**)) konstruktiv zu **kanalisieren**

[Stressstau(**), der *durch* die Unterdrückung der Gefühls-, v.a. **Rede-Ausdruck**-bezogenen Bedürfnisse, bzw. *durch* den Aufschub der (adäquaten / ausgewogenen) Nahrungsaufnahme, und der damit assoziierten **Belohnung**- und **Erholung**-bezogenen Bedürfnisse (oder sonstige Faktoren) entstanden ist => Stressstau als Folge der „Selbst-Beherrschung" <> Hypersuppression(5)).

Zu vermuten ist:
- "**Kaudrang** als **Äußerung** der unterdrückten Emotionen / Bedürfnisse, bzw. Kaudrang in Folge von einer schon chronischen & akut stark ausgeprägten **msk E-DB** im **Kau**system, welche wiederum als Folge der Unterdrückung v.a. **sprachlich**er Ausdrücke von Emotionen entsteht
- "**Kaudrang** anstatt **Bewegungs**drang, bzw. Kaudrang anstatt (am wahrscheinlichsten) (Schrei- oder) **Rededrang**"].

Der Kiefer (g.g. die **Kau**bewegung mit einem hohen Druck ausgeführt) hat bekannterweise eine spannungsreduzierende Funktion. Es ist wie eine Art „Ersatz**ventil**" (bspw Zähneknirschen, Nägelkauen, um den **inneren Druck abzubauen**) und **ermöglicht das Ausleben** „aggressiver" Bedürfnisse (Ausleben / Dämpfung affektgeladener „aggressiver" Gefühlen, innerer Konflikte und verdrängter **Emotion**en).

Betätigung des Kauapparats ist deshalb bei Ess-Attacke-Blocken (-Strategie) wichtig / sinnvoll
{ denn während einer Attacke werden die meisten (**zucker**- & fetthaltigen) NM - nicht umsonst - im **kaubar**er, also nicht in Trinkform verzehrt }.
Hierbei scheint eine **Glukose**-Zufuhr das Wichtigste / sehr sinnvoll zu sein.

Ein übermässig lang andauerndes **Arousal**(***) bei Betroffenen könnte eine Erklärung für das belastungs-/ ermüdungsbedingten Blut-/ HIRN**GLUKOSESPIEGEL**-Abnahme sein. Möglicherweise erklärt eine Störung der Energiegewinnung im Gehirn (ein verringerter Hirn (Glukose-) **Energie-Stoffwechsel**(2)) u/o eine Störung der **vagalen Übermittlung**(1) (zu Beginn der Entspannung-, Verdauung- und Sättigung-Prozesse) einen unmittelbaren stark reduzierten zerebralen Energiestatus und auch, warum die Betroffenen eine **höhere Reaktivität** auf einen Stressor aufweisen (und das **Arousal** länger benötigt, um wieder in den Ausgangszustand zurückzukehren).

{ (***) emot. Hyperreaktivität auf einen Attacke-Trigger u/o auf ein Hungergefühl als Stressor (als Folge der „Selbst-Beherrschung" / Hypersuppression(5) <> Stressstau(**) <> prolongierten sympathischen Hyperaktivität, sowie zerebralen Energie-Hyperkonsumtion) }

Zusammenfassend:
Das **impulsive** & **exzessive** Essverhalten hängt (laut Quartett-These) nicht nur damit zusammen, dass sich der (Blut-) HIRN**GLUKOSESPIEGEL** auf einem suboptimalen Niveau befindet, sondern auch mit einem Stressstau[*] v.a. **im KIEFER**BEREICH, der sich jeder Zeit entladen kann, **wenn er nicht anderweitig kanalisiert werden kann**.

Auch wenn letztendlich viele Faktoren bestimmen, ob und wann eine Attacke entsteht, und viele (mehr (zeit-) aufwendige) Möglichkeiten bestehen, eine Ess-Attacke zu verhindern (die Strategien wie z.b. sportliche und geübte meditative Aktivitäten), war / ist für Dr. Fritsch-Mihic (aus eigener Erfahrung und wissenschaftlicher Sicht) eines klar:

Die Ess-Attacke ist ein Zustand, der erst / am schnellsten durch:
(i) Betätigung des **Kauapparats** *(muskuläre Energie-Entladung v.a. im* **Kiefer***bereich)*
(ii) **Glukose***-Zufuhr (***zerebrale Energie-Erhöhung***), und*
(iii) **nicht** *aversive Nahrungsmittel-Reize (***Signale zur Energie***-Beschaffung)*
blockiert werden kann.

Die oberste Devise bei Attacke-Blocken lautet:
S*anft* **a***blenken und*
b*eruhigen (das sympathische Nervensystem) durch*
S*ättigen - STATT das Gehirn und die Seele, hungern zu lassen,*
und STATT den Kiefer weiterhin, zügeln zu müssen
(nachdem man sich mit dem Sprechen und Kauen (Essen) zu lang zurückhielt),

weil es **SINN** macht - aus eigener Erfahrung **und** wissenschaftlicher (medizinisch-psychologischer) Sicht!

Quartett-These geht also davon aus, dass durch die:
(i) aversiven Ablenkungsreize,
(ii) Nahrungskarenz (v.a. Glukose-Restriktion) und
(iii) Nicht-Betätigung des Kauapparats,
die bereits äußerst unangenehme (übermäßige innere) psycho-motorische Unruhe und **Affektintensität** weiter **verstärkt** werden, und die Betroffenen **wahrscheinlicher** auf die unerwünschte Stressverarbeitungsstrategie **zurückgreifen** ->
denn
- die erhöhte Reaktivität auf Stressor
- die supprimierten (v.a. **sprachlich**en Ausdrücke von) **Emotionen**, bzw.
- die aufgeschobenen essensassoziierten Belohnung- & **Erholung**-bezogenen **Bedürfnisse**

wirken sich auf das **sympathische Nervensystem** & zerebralen Energie-Verbrauch (Beanspruchung kognitiver Ressourcen) aus, und
äußern sich - psycho-**motorische Unruhe**, (erregungsbedingter) körperlicher Aktivitäts**drang** <> ansteigender muskulärer Tonus [*] (in Stress- oder Gefahrensituationen) - u.a. / **v.a.** im **KIEFER**BEREICH

{ [*] Vermutlich befinden sich (einzelne) Muskeln des **Kauapparats** - **dauerhaft** - in einem hohen Grad der Anspannung (permanenter Hyper**tonus**zustand der am Kau-/Schluck-Prozess beteiligten Muskulatur) und zwar **besonders**:
- zu **Beginn** der Stress- oder Gefahrensituationen u/o sogar in ihrer **Erwartung** (u.a. **Kommunikation**sprozessen - ohne **Offenbarung** der **Emotionen** im **Gesicht**sbereich), und
- bei einer prolongierten Unterdrückung der v.a. **Rede**-Ausdruck- & psycho-physiologischen Erholung-bezogenen Bedürfnisse }.

Daher erscheint eine **gezielte Vagus-Stimulation** <> Abschwächung der sympathischen Dominanz und (somit der Attacke-typischen psycho-motorischen Unruhe durch) **Betätigung des Kauapparat**s sehr sinnvoll, sowie **Energie-Zufuhr**⁽**⁾ nötig zu sein

{ ⁽**⁾ mit schnell ins Blut übergehenden Kohlenhydraten und ungesättigten Fetten, g.g. Geschmackskombination "süß-fettig" mit einem hohen Sättigungspotenzial und hedonischen, Energie-<u>suggerierend</u>en Charakter }.

Die Aspekte (des Verlangens nach) einer:
- dringenden **zerebralen Energie-Erhöhung** UND
- plötzlichen **muskulären Energie-Entladung** v.a. im **Kiefer**bereich
sollten berücksichtigt werden, **denn:**
- **Aktivität des Kauapparat**s ist ein (angeborener / erlernter) effektiver stressdämpfender Mechanismus des Körpers, UND
- erhöhte **Glukose-Verfügbarkeit** / Steigerung des <u>Hirn</u>energiegehalts eine Voraussetzung für kognitive und motorische Inhibitionsfähigkeit.

(Bewältigungsmodell / These lautet**:** „motorische, emotionale, v.a. **verbale** <u>Unterdrückung erzeugt</u> **Rede-, Schrei-, <u>Schluck-</u>, Kau- & Ess-Drang**; Unterdrückung des **Kaudrang**s bewirkt eine stark ansteigende **psycho-motorische** Unruhe; v.v. **Betätigung** des **Kauapparat**s eine <u>sinkende</u> **psycho-motorische** Unruhe",
und es lässt sich anhand der konkreten Alltagsbeispiele und bewährten Redewendungen verdeutlichen: „Zähneknirschen u/o Nägelkauen im Stress", „Popcorn-Knabbern im Kino" -> sogar beim Film-Spaß fällt (meisten) Menschen schwer, bewegungslos zu sein „hangry" = „hungrig & wütend", „Verzicht erzeugt Verlangen", „Druck erzeugt Gegendruck".

5) Faktor Zeit

dabei ist gemeint:
- die **zeitliche Grundlage** dafür zu gewinnen, damit der Körper - ohne unerwünschtes Verhalten - das homöostatische (ein <u>emotionales & physiologisches</u>) Gleichgewicht herstellen kann und somit dem Attacke-Mechanismus (den konditionierten Reaktionen) entgegenzuwirken, bzw.
- sich die **zeitliche Möglichkeit einräumen**, die negativen Emotionen kognitiv umzustrukturieren (während sich <u>stress</u>induzierte Prozesse des SNSs und der HHN-Achse im Rahmen der Erholungsphase normalisieren).
Eine:
(i) Aufmerksamkeitslenkung,
(ii) „**emotionale und physiologische Sättigung**", sowie
(iii) **muskuläre** (& somit allg.) **Spannungsreduktion**
{ (*durch* **Energie-Entladung** der **Kiefer**muskulatur (**Betätigung des Kauapparat**s) und *durch* **zerebrale Energie-Erhöhung** (**Glukose-Zufuhr**) }
über eine Zeit von wenigen Minuten - unter bestimmten-Bedingungen⁽***⁾ - reicht vermutlich zur <u>Stabilisierung der vegetativen Reaktionslage</u> aus.

[⁽***⁾ Sicherlich ist noch klärungsbedürftig, über welchen **Zeitraum** welche **Menge**n konsumiert werden müssen, damit sich eine veränderte **Konditionierung** durch Konsum der **kaubar**en und kalorien<u>**beschränkt**</u>en Nahrungsmittel mit Geschmackskombination „süß-fettig" (*"Zucker-Butter Bröt<u>chen</u> aber ohne Peitsche"*) bei Betroffenen manifestieren würde].

VI. ERKLÄRUNG was unter o.g. BEGRIFFEN gemeint ist

((1)) — **Inadäquate vagale Übermittlung** zu Beginn der Entspannung-, Verdauung- und Sättigung-Prozesse
mglw. ein/e:
- suboptimale parasympathische Signalübertragung
- suboptimale Vagusaktivierung
- inadäquat funktionierende Vagus-Stimulation
- Verlust von vagaler Reaktivität auf Essensreize

Angenommen ist das Sättigungsempfinden zwar vorhanden, jedoch wird es erst durch übergroße Nahrungsmengen ausgelöst.
m.a.W.: Die gestörte vagale Aktivität bei Betroffenen führt mglw. über einen verzögerten Beginn der (postprandialen) Magenmotilitätsreaktion zu einem verspäteten Einsetzen interdigestiver Aktivitätsformen. Das (erneute) Eintreten der Nahrung in den Magen (vagal regulierte Magenfüllung und -dehnung) würde daher durch gastrische Afferenzen verspätet signalisiert (Ref.: Faris, P. et al. (2008). Destabilization of the positive vago-vagal reflex in bulimia nervosa. Physiology & Behavior).

Gestörte vagale Übermittlung führt zur chronischen Störung der SV Balance, was auch die stressbedingte Aktivierung der HHN-Achse negativ beeinflusst.

— **Vagale Hypotonie:** akut unzureichende vagotone Spannungslage (ggf. bei einem schon **chronisch** erniedrigten Tonus des N. vagus)
Vagotonus soll in akuten Stresssituationen vorübergehend erniedrigt sein; bei einem **chronische**n Stress und einem Teil der Betroffenen ist er - Quartett-Theorie nach { hauptsächlich *aufgrund* der inadäquaten p.-p. Erholungsphase des Kräftesammelns, und der lang andauernden Phasen der Hyper**suppression**(5) }
jedoch **dauerhaft** erniedrigt.

— >> Angenommene chronische SV-DB <> **Vagotonus dauerhaft** erniedrigt -> deshalb (besteht ein länger andauernder Erregungszustand und)
kehrt vagale Aktivität (parasympathische Funktionen) verhältnismäßig langsamer zurück in den Ausgangszustand (in die „Grundanspannung", „Normalbereich");
m.a.W.: das System benötigt länger, um wieder in den „akzeptablen" Spannungszustand zurückzukehren.

((2)) — **Inadäquater zerebraler (Glukose-) Energie-Stoffwechsel:**
wenn die Blut-/Hirn-zuckersteigernden Maßnahmen des Körpers die Blut-/Hirn-zuckersenkenden nicht kompensieren können
(=> die Folge ist ein unmittelbarer / akut (stark) mangelnder **zerebraler Energiegehalt**)
mglw. ein/e:
- prä**diabet**ische Stoffwechsellage
- Reduktion des Glukose-Metabolismus in **bestimmt**en Gehirnregionen / Arealen(3)
- inadäquat funktionierende **E-Allokation** (E-Versorgung) von der Peripherie zum Gehirn
- **geringe** zerebrale **E-Speicher-Kapazität** <> akute Verarmung der **zrb E-Reserven**
(**(un)**abhängig von) **(Glykogen)** Verarmung körpereigener **E-Reserve**n
- gestörte Hirn-**Energiegewinnung**
- (geringer) zrb Glukose-Anstieg erfolgt **erst nach einer starken** Anhebung des Blutzuckers (Ref.: Wardzinski EK et al. (2018) Impaired brain energy gain upon a glucose load in obesity. Metabolism)
(-> *daher* impulsartiges und exzessives Essverhalten)

— **Zerebrale** Hypoglykämie: unmittelbare / akute **Verarmung** der zrb **E-Reserven** (in bestimmten Gehirnregionen / Arealen[3], wenn die Blut-/Hirn-zuckersteigernden Maßnahmen des Körpers die Blut-/Hirn-zuckersenkenden nicht kompensieren können -> typischerweise Appetit-/ Hungerzunahme (-> *daher* Essdrang))
=> stark limitierte **E**-Ressourcen: akut **mangelnde** zrb **E-Versorgung** event. bei / aufgrund einer: akuten **(Glykogen) Verarmung** körpereigener **E-Reserve** // inadäquaten **Sensibilität** für physiologische **Nahrungsbedürfnisse** // inadäquaten **zrb** (Glukose-) E-**Stoffwechsel**[2]

([3]) **Areale:** Die **sympathische**- und **zerebrale Überaktivität** in **motorisch** assoziierten - für die **Sprach**produktion verantwortlichen - Arealen und (demzufolge)
elektrische Übererregung der Gehirn- und **Kiefer**muskel**zellen** —- besonders bei / nach einer **prolongiert**en **verbalen Hypersuppression**[5].

([4]) — **Angst vor Hunger** und eventuell **vorausplanende Energie-Zufuhr:** angeborene **Angst** u/o **erlernte Furcht** vor ((**antizipierten**) Blutzuckerabfall u/o Hirnglukosespiegel-Abnahme u/o subj. empf.) **Hunger**gefühl
(und dadurch vor einer physischen und psychischen **Beeinträchtigung**) soll berücksichtigt werden, denn die Betroffenen erfahren einen mentalen und emotionalen **Diskomfort**; eine **Leistungshemmung** durch die sehr **störend** erlebten **Hunger**gefühle - auch unabhängig vom **E**-Bedarf.

Mentaler Stress durch **Hunger** ist nicht nur auf die Gegenwart beschränkt (u.a. auf eine akute **Glucose**spiegel-**Abnahme**), sondern entsteht auch durch
(i) die **Erinnerungen** (an frühere negative Situationen / Leistungshemmende Wirkung des Hungers) oder durch
(ii) die **Antizipation** (typisches Beispiel: Prüfungsstress).
Daher spielt auch eine **vorausplanende E-Zufuhr** eine wichtige Rolle, um eine leistungshemmende Wirkung vorzubeugen, und den **erwartend**en **E-Aufwand** (bis Attacke-Bewältigung) zu decken
(„weiter durchhalten" zu können u/o **mental**en **& emotional**en **Komfort** zu erzielen).

([5]) — Hyper**suppression** (als eine übermäßig lang anhaltende SELBST-BEHERRSCHUNG hier benannt), bezieht sich auf eine **Emot. Zurückhaltung** & auf einen **Erholung-Aufschub**
{ , welche auch zu einem (**un**willentlich) gezügelten Essverhalten führt, trotz / nach der emot. Hyper**reaktivität** auf Stressor }
g.g.: Die stark reduzierten (fehlenden) v.a. **sprachlich**en und Gesichtsausdrücke von Emotionen, UND
die stark reduzierten (unzureichenden / inadäquaten p-p) Phasen des Kräftesammelns (zu selten u/o zu kurz)), führen zu einem **Aufschub** der:
- Emotionsregulation,
- msk & (somit) allg. Spannungsreduktion (p.-p. Relaxation), sowie
- Nahrungsaufnahme (adäquaten / ausgewogenen E-Zufuhr)
M.a.W.: Unter **HS**[5] ist gemeint**:**
— ein stark reduziertes (kommunikatives) **Ausdrucksverhalten** (**Emot. Zurückhaltung**) +
— ein **Aufschiebeverhalten** einer p.-p. Erholung-bezogenen Tätigkeit (**Erholung-Aufschub**).
Diese **Verhalten**sweisen führen zu einem **Aufschub** der adäquaten / ausgewogenen **E-Zufuhr.**
Somit kann auch
— ein **un**willentlich ge**zügelt**es Ess**verhalten** (bei einem Teil der Betroffenen) erklärt werden (sowie die Entstehung der emot.-mentalen-, SV-, und msk & zrb **E-DB**).

((6)) — **Ermüdung des ZNSs**
[**Zustand** der unmittelbaren **Ermüdung** des **ZNS**s = **Zustand** der stressinduzierten**:**
- ansteigenden **zrb E-DB** & **SV-DB**, die nicht mehr gehemmt werden können
- unmittelbaren **zrb** Hypoglykämie & vagalen Hyper**tonie**
- unmittelbaren / akuten (zellulären) **elektrischen** Übererregung des Gehirns (und der Kiefermuskel**zellen**) bei einer prolongierten emot. Übererregung
(& einer erregungsbedingten **msk** Hyper**tonie** v.a. im Kieferbereich)]

Zustand der unmittelbaren **Ermüdung** des **ZNS**s entsteht bei / *aufgrund* der stressinduzierten (i) **emot**. Hyper**reaktivität** (*) und
!prolongierten! (ii) **sympath**. Hyper**aktivität**, sowie (iii) **zrb E-**Hyper**konsumtion**(**)

{ (*) auf einen Attacke-Trigger u/o (subj. empf. u/o antizipiertes) **Hunger**gefühl (während der Hyper**suppression**(5))
(**) zrb Hyper**aktivität** (besonders) in **motorisch** assoziierten - für die **Sprach**produktion verantwortlichen - **Arealen** und demzufolge (iv) **motor**. Hyper**aktivität** der Kiefer-Muskulatur (infolge Hyper**suppression**(5)) }.

VII. ÜBER AUTORIN

Mein Name ist Bojana und ich (als junges Mädchen)
- erlebte den Zerfall Jugoslawiens (Sanktionen und Inflationen), leere Supermarktregale, Schokolade als ein Luxusgut
- genoß Omas Küche (bis zu meinem 13. Lebensjahr und danach) die Ausbildung in einem Internat in Budapest - entfernt von der Familie und konfrontiert mit einigen Herausforderungen: mich an die strengen Regeln im Internat zu halten, den Mitbewohnern anzupassen, an das Kantinenessen zu gewöhnen und „Zähne zusammenzubeißen".

Ich begann:
— in Budapest, mich mit Essen zu belohnen, beruhigen und trösten, sowie gelegentlich zu erbrechen (, wonach ich tagelang gar nicht oder sehr wenig aß)
— in Harvard, mich für die Forschung zu interessieren (v.a. nachdem ich über die Mäuse mit Vagotomie erfuhr)
— in Graz, mich im Labor für analytische Chemie zu beschäftigen, und mit Glukose-Biosensoren und -Schwankungen vertraut zu machen
— in Stuttgart (-Umgebung), die Integration-, Deutsch- und Führerschein-Kurse zu besuchen (nicht nur mein serbischer Führerschein, sondern auch mein Master in Pharmazie wurden nicht automatisch anerkannt, sodass ich auch eine Krise meiner Identität und fehlende / mangelnde Anerkennung erfuhr (wollte / konnte aber meine Gefühle nicht verbalisieren, „musste daher" (regelmäßig) meine Frust „auskotzen").

Ich erwarb:
— die deutsche Approbation als Apothekerin
— den Doktortitel in Pharmazie in Freiburg, wo ich u.a. bemerkte, dass**:**
    - in den Apotheken die Appetitzügler und Beruhigungsmittel die „Renner" sind
    - auch vor! der Mittagspause, meine „top-fit", geliebte Kollegin aus der Apotheke sprint-rennt, sobald sie Hunger spürt („hangry") und ich von ihr lieber wegrenne, bis sie wieder satt (und liebevoll) ist
    - im (Labor) „Migration-Experiment", die Stammzellen Richtung „Essen" rennen, und Glukose ein „Lockmittel" ist
    - ich zur Tankstelle renne, um die süßen Belohnungsgefühle „schnell & billig" zu tanken, und Zucker für mich ein Suchtmittel ist
    - ich den Erfolgserlebnissen hinterher renne und sie mit den Köstlichkeiten feiere
    - meine unzählige Versuche, mit dem Überessen aufzuhören, erfolglos bleiben.

Nach fast 18 Jahren der Geheimhaltung der Bulimie, entschloss ich mich:
- für die psychologische Hilfe (von 3 Psychologen)
- für eine Knirscherschiene
- gegen die Selbstvorwürfe (bei jedem gescheiterten Versuch - durch achtsame Atmung, Ablenkung mit Chili, starken Gerüchen, etc. - mich nicht zu überessen)
- gegen die Medikamente und stationäre Therapie für essgestörte Menschen
- mich mit der Essstörung (analytisch) auseinanderzusetzen
- **meine** Beziehung zu Essen / Ess-Attacke tiefgehender zu erforschen, eigenes Wissen im Gebiet impulsives und exzessives Essverhalten aufzubauen und
- **eigene** Meinung & Erfahrung in diesem Buch zu äußern (denn)

Ich (seit ein paar Jahren)
- erbreche nicht mehr
- halte mein Gewicht
- habe nur gelegentlich Heißhunger
- schaffe solche Attacke zu blocken.

Ich bedanke mich im Voraus für Ihr Feedback - für jede konstruktive Kritik, und freue mich sehr auf einen Austausch.

VIII. ABKÜRZUNGEN

allgemeine	allg.
chronisch	chron.
Comfort Food	CF
Dysbalance	DB
Emotionale	EMOT.
Energie	E
genauer gesagt	g.g.
Geschmackskombination	GK
hinsichtlich	hins.
HYPER**SUPPRESSION**	H**S**
inadäquate	inadäq.
Kohlenhydrate	KH
KOGNITIVE	KOGNIT.
mit anderen Worten	m.a.W.
MOTORISCHE	MOTOR.
Muskeln	Msk
muskuläre	**msk**
Nahrungsmittel	NM
Omega Fettsäure	ω-FS
Parasympathische Nervensystem	PSNS
psycho-physiologische	p.-p.
physiologische	physiolog.
prolongierte	prolong.
stress-related molecules	SRM
subjektiv empfunden	subj. empf.
sympathische	sympath.
sympathovagale	SV
unter anderem	u.a.
verlängerten	verläng.
versus	vs.
vice versa	v.v.
vor allem	v.a.
zerebralen	zrb
Zentralnervensystem	ZNS